Ronald Göthert

PRO Rücken

Ronald Göthert

PRO Rücken

Mit feinstofflicher Arbeit zur inneren Ordnung
und einem befreiten Rücken

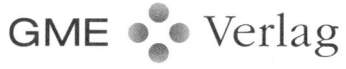

GME Verlag, Bad Zwesten

© 2016 GME Verlag, Bad Zwesten
www.gme-verlag.de

Umschlag: Alexander Nees
Autorenportrait: Philippi Photographie Bad Zwesten 2016
Druck & Satz: Druckerei & Verlag Steinmeier, Deiningen
Printed in Germany

ISBN 978-3-942479-02-8

Inhaltsverzeichnis

Eine kurze Einführung

Eigentlich war es nicht mein Ziel, eine Behandlungsform für Rückenprobleme zu entwickeln. Dieses geschah mehr oder weniger per Zufall. Viele Jahre lang erforschte ich die Zusammenhänge zwischen der inneren Ordnung des Menschen, dem Wohlbefinden und den feineren Schichten, die den Körper durchdringen und umgeben. Zum einen habe ich die Auswirkung von bestimmten Verhaltensweisen und Lebenssituationen auf die innere Ordnung und die feineren Schichten beobachtet, zum anderen mich mit den Gegebenheiten in diesen feineren Schichten beschäftigt – ihre feinere Anatomie, ihre Beschaffenheit und Funktionen. Dann erforschte ich, wie in diesen feineren Schichten sozusagen „handwerklich" gearbeitet werden kann, sodass sich Blockaden lösen können und somit die innere Ordnung wieder hergestellt werden kann. Es wurden spezifische Arbeitstechniken entwickelt, um im Feinstofflichen zu arbeiten, die ich an andere Menschen über eine mehrjährige Ausbildung weitervermittle. Und so entstanden neue Berufe – die Feinstoffberufe nach der Göthertschen Methode mit zwei Behandlungsformen zur Unterstützung im Feinstofflichen: die finewell Vital Anwendung und die Beratungen nach der Göthertschen Methode.

Aus der langjährigen Praxis ist deutlich, dass die innere Unordnung bei Menschen eine Vielzahl an Beschwerden auslöst – von Konzentrationsschwäche, Ängsten und Bedrücktheit bis hin zu Schlafstörungen, innerer Unruhe und Erschöpfung. Auch hat die Forschung gezeigt, dass die feineren Schichten des Menschen eine eigene Schmerzempfindung haben und dass Blockaden in den feineren Schichten somit auch körperlich erlebte Schmerzen auslösen können. Der direkte Zusammenhang mit Rückenproblemen wurde wiederum jedoch erst in der Praxis deutlich: Menschen kamen mit den genannten Beschwerden zu mir – Erschöpfung, innere Unruhe, Perspektivlosigkeit. Bei der feinstofflichen Untersuchung zeigten sich deutliche Blockaden, die gelöst werden konnten. Neben der Rückkehr ihrer Lebensenergie und Lebensperspektive berichteten die Menschen immer häufiger: „Ich habe plötzlich keine Rückenschmerzen mehr!" Diese Rückmeldung erhielten auch die Personen, die ich ausgebildet hatte. In ihren Praxen gab es immer zahlreichere mündliche und schriftliche Rückmeldungen von verbesserten oder verschwundenen Rückenproblemen. Oft waren die Berichte mit Überraschung verbunden: Die chronischen Rückenschmerzen, von denen die Menschen vor und während der Behandlung nichts erzählt hatten, seien plötzlich weg. Sie kamen ja mit anderen Anliegen, wie Erschöpfung oder Schlafstörungen. Es wurde aus dem heraus ersichtlich, dass Blockaden in den feineren Schichten, genauer gesagt an der feinstofflichen Wirbelsäule, die z. B. Erschöpfung verursachen, auch Schmerzen und Bewegungseinschränkungen im Rücken mit sich bringen können.

So entstand die Idee, eine Erfahrungsstudie zu Rückenproblemen durchzuführen. In dieser Rückenstudie fand die Behandlung in Form einer feinstofflichen Unterstützung durch finewell Vital Anwendungen statt. Mit dieser Behandlungsform wird in den feineren Schichten des

Menschen das Ordnungsprinzip unterstützt, damit sich feinstoffliche Blockaden lösen und ein Zustand der inneren Ordnung eintreten kann. In der Rückenstudie wurde von 16 ausgebildeten Feinstoffpraktikern bei 78 Teilnehmern jeweils ein finewell Vital Zyklus mit fünf Terminen durchgeführt.

Es war innerhalb dieser Rückenstudie wichtig, den Teilnehmern zu erklären, dass es bei der feinstofflichen Unterstützung nicht um eine direkte körperliche Rückenbehandlung geht, sondern um die innere Ordnung. Möchte die Person nur die Symptomatik gebessert haben und ist nicht bereit, die innere Ordnung anzugehen, dann hält sie in gewisser Weise an ihrem blockierten Zustand fest. So ist es wichtig, dass die Person bei der Behandlung das Bewusstsein hat, dass es erstmal um die innere Ordnung geht – und dann abzuwarten, ob dieses auch einen positiven Effekt auf die Rückenproblematik hat.

Bezogen auf Verbesserungen von Rückenproblemen belegt die Studie, was Menschen schon vorher durch die Praxisarbeit berichtet hatten.

Bei 94% der teilnehmenden Personen ist im Verlauf des finewell Vital Zyklus eine Verbesserung in Bezug auf die Schmerzen eingetreten.

In 67% der Fälle haben sich die Schmerzen um die Hälfte oder mehr reduziert.

Interessant war es auch, die Langzeitwirkung zu betrachten. Innerhalb des Beobachtungszeitraumes von sechs Monaten hat jede dritte Person eine schmerzfreie Phase erlebt. Im Endergebnis konnten 27% der Personen nach sechs Monaten von Schmerzfreiheit berichten. Bei 36% der Personen hatten sich die Bewegungseinschränkungen innerhalb von den sechs Monaten aufgelöst. Neben der Besserung der Rückenprobleme berichteten fast alle Teilnehmer von einer deutlichen Steigerung ihrer Lebensqualität – z. B. von mehr Energie, verbesserter Grundstimmung, innerer Ruhe und einem erholsameren Schlaf.

Dieses Buch ist auf der Grundlage der eigenen 25-jährigen Erfahrungswissenschaft, der Praxistätigkeit sowie aus den Erkenntnissen der Rückenstudie geschrieben.

Die feineren Schichten des Menschen sind noch nicht allgemein bekannt und auch noch nicht so gründlich erforscht wie der physische Körper. Daher wünsche ich dem Leser in der Begegnung mit neuen Informationen in diesem Buch sowohl Vertrauen als auch eine gesunde Portion Skepsis. Ohne Vertrauen verschließt man sich dem Neuen, Unbekannten und auch der eigenen Wahrnehmung. Ohne Skepsis besteht kaum die Möglichkeit neues Wissen kritisch zu überprüfen, um aus dem rein Angenommenen eine durchlebte persönliche Erfahrung zu machen. Die Erfahrungen der erfolgreich behandelten Menschen aus der eigenen Praxis, sowie in den Praxen der Menschen, die nach der Göthertschen Methode arbeiten, bestätigen die Sinnhaftigkeit, nicht diagnostizierbare Rückenprobleme auch feinstofflich untersuchen und behandeln zu lassen. Auch zeigt die Erfahrung aus der Praxis, dass Menschen weniger an Rückenschmerzen sowie anderen unangenehmen Folgen von innerer Unordnung leiden, wenn sie gelernt haben, die innere Ordnung im Alltag besser aufrechtzuerhalten. Aus diesem Grund sind im fünften Kapitel Tipps enthalten, wie innere Unordnung vermieden werden kann.

Wenn die Bedeutsamkeit der feineren Schichten für das Wohlbefinden des Menschen allgemein bekannter geworden ist und die Effektivität einer feinstofflichen Unterstützung bei zahlreichen medizinisch unerklärbaren Problemen begriffen wird, so meine Überzeugung, wird es viele weitere Methoden geben, mit denen Menschen zur inneren Ordnung auf dieser feinstofflichen Ebene unterstützt werden können.

KAPITEL 1

Dem Rückenschmerz auf der Spur

Manche Schmerzen fühlen sich körperlich an, sind aber nicht körperlicher Natur.

Die Suche nach der Ursache

Schmerzen belasten und wecken den Wunsch sie loszuwerden. Wir suchen nach Ursachen und Abhilfen.

Ist zum Beispiel ein Stein beim Laufen in den Schuh gerutscht, ist eine physische Schmerzempfindung wahrzunehmen. Als Erwachsener ist die Zuordnung dieser Art von Schmerzempfindung einfach – und die Lösung den Schuh auszuziehen, um den Stein zu entfernen, bevor eine Blase oder gar eine Entzündung entsteht, liegt auf der Hand. Bei einem Kleinkind ist die Schmerzempfindung genauso gegenwärtig. Ab einem bestimmten Alter wird auch das Kind den Schuh ausziehen. Bis dahin müssen die Erwachsenen auf die Zeichen des Kindes reagieren und den Stein, der gerade am Fuß zwickt, an dem veränderten Gang oder der Schonhaltung des Kindes erkennen. So ist der Umgang mit Schmerzempfindungen, bevor sie zu Schmerzen werden, etwas Erlerntes. Bestenfalls führt die Zuordnung zu einer Erklärung des Schmerzes und dadurch zu Lösungsmöglichkeiten. Manchmal sind wir aber überfordert, selbst die Ursache zu erkennen und die Lösung herbeizuführen, bei Zahnschmerzen zum Beispiel. Dafür gibt es Fachärzte, die sich auf die Zahnheilkunde spezialisiert haben. Und kann der geschulte Blick allein die Ursache nicht finden, gibt es technische Hilfen wie z. B. die Röntgenaufnahme, die die Sehfähigkeit quasi erweitert. Spätestens dann ist meist eine Ursache zu erkennen und es kann durch die fortgeschrittene Medizin und Technologie eine schnelle Lösung des Problems herbeigeführt werden, sodass die Schmerzen verschwinden. Das Wissen über die Funktionen des physischen Körpers und die Methoden zur Behandlung physischer Beschwerden werden immer umfangreicher bzw. fortgeschrittener – und auch effektiver, soweit konkrete Ursachen für ein bestimmtes Leiden erkennbar werden.

Doch wenn es um Rückenschmerzen geht, scheint selbst die fortgeschrittene Medizin der heutigen Zeit an eine Grenze zu stoßen, denn beim größten Teil der Personen, die unter Rückenschmerzen leiden, kann anscheinend keine Ursache diagnostiziert werden. Schätzungen zufolge sollen etwa 80% der Menschen in Deutschland mindestens einmal in ihrem Leben Rückenschmerzen haben. Bei 85% der Betroffenen sollen diese Schmerzen nicht diagnostizierbar sein[1] – so sind es viele Millionen von Menschen, die unter unspezifischen Rückenschmerzen leiden. Und ohne Erklärung ist es natürlich umso schwieriger, diese Schmerzen zu beseitigen oder ihnen vorzubeugen.

---

[1] Heiner Raspe: Rückenschmerzen, Heft 53 aus der Reihe „Gesundheitsberichterstattung des Bundes", Herausgeber: Robert Koch Institut, Berlin 2012

Unspezifische Rückenschmerzen

In den allgemeinen Statistiken zu Rückenproblemen gibt es drei große Bereiche:

- Im ersten Bereich sind die Rückenschmerzen spezifisch, d. h. medizinisch diagnostizierbar. In diesen Fällen lässt sich eine körperliche Ursache für die Schmerzen finden.

- Die zweite, weitaus größere Gruppe der Menschen, die Rückenprobleme haben, sind von unspezifischen Schmerzen geplagt (etwa 85%). Das heißt, es lässt sich nicht diagnostizieren, wodurch die Rückenschmerzen ausgelöst werden.

- Und es gibt noch einen dritten Bereich: Menschen, die medizinisch nachweisbare Schäden, z. B. an der Wirbelsäule haben und die demzufolge Schmerzen haben müssten, aber angeben, keine Rückenschmerzen zu verspüren.

Die Häufigkeit der unspezifischen Rückenschmerzen deutet darauf hin, dass es eine andere Art von Schmerz gibt. Diese Art von Schmerz kann zwar körperlich lokalisierbar sein und fühlt sich im Endeffekt auch körperlich an, sie wird aber nicht durch körperliche Ursachen ausgelöst.

Auch der interessante dritte Bereich – Menschen, die nachweisbare körperliche Rückenprobleme haben, aber dort keine Schmerzen verspüren – weist darauf hin, dass Ursache und Wirkung hier nicht so ablaufen wie vermutet: Werden bei Menschen mit Rückenschmerzen physische Ursachen diagnostiziert, müssen diese nicht der alleinige Auslöser der Schmerzen sein. Es muss einen Grund geben, warum so viele Menschen nachteilige physische Veränderungen am Rücken haben, aber keine Schmerzen verspüren und warum manche von ihnen zu einem gewissen Zeitpunkt plötzlich Schmerzen bekommen. Und vor allem muss es einen Grund geben, warum noch mehr Menschen, bei denen medizinisch keine Schmerzursache im Körper festzustellen ist, von Schmerzen geplagt werden.

Den meisten Menschen sind auch Schmerzen bekannt, die nicht physischer Natur, aber dennoch sehr real sind, etwa bei dem erlittenen Verlust nach einer Trennung – man spricht auch von *Trennungsschmerz* – oder nach dem Tod eines nahestehenden Menschen. Jeder kennt vermutlich auch den Schmerz, der empfunden werden kann, wenn man verbal angegriffen wird. Dann heißt es vielleicht: *Diese Äußerung hat mich verletzt. Es tut weh, das hören zu müssen.* Dies sind innerlich erlebte Schmerzen. Sie deuten darauf hin, dass Schmerz auch auf einer anderen Ebene erlebt werden kann.

Die innerlich erlebten Schmerzen machen deutlich, dass der Mensch aus mehr als Haut und Knochen besteht.

Speziell beim Rücken weist auch die Sprache auf eine Seite hin, die weniger körperlich ist. Wenn z. B. gesagt wird: *Dieser Mensch hat schwer an etwas zu tragen,* dann ist keine materielle Last gemeint, die er auf dem Rücken schleppt. Vielleicht ist es ein bestimmtes Ereignis in seinem Leben oder eine nicht gelöste Situation, die ihm Sorgen bereitet und ihn innerlich niederdrückt. Und oft kann man es einem Menschen auch äußerlich ansehen, wenn er an einer inneren Last – einem Konflikt oder einem Schicksalsschlag – schwer zu tragen hat. Was den Menschen im Leben belastet, kann sich dann bis in seine Körperhaltung auswirken.

Das Rückgrat – wie man die Wirbelsäule auch nennt – wird in manchen Redewendungen sehr deutlich mit einer anderen Ebene des Menschen in Verbindung gebracht. Von einem Menschen, der in einer schwierigen Situation seine innere Haltung bewahrt und bei seiner Überzeugung bleibt (selbst wenn ihm dies vielleicht einen persönlichen Nachteil bringen sollte), wird gesagt: Dieser Mensch *zeigt Rückgrat*. Auch eine besonders schwierige Lebenslage kann mit dem Rückgrat in Zusammenhang gebracht werden. Etwa wenn ein Mensch einen schweren Schicksalsschlag erlitten hat, von dem er sich nicht wieder erholt, hat die Sprache für diese Situation den Ausdruck: *Das hat ihm das Rückgrat gebrochen.*

In bestimmten Lebenssituationen drücken sich Empfindungen bei Menschen im Bereich des Rückens aus. Die Angst kann einem sprichwörtlich *im Nacken sitzen*, ein Schock kann einem *in die Glieder fahren*. Es kann sein, dass einem jemand *in den Rücken fällt*.

Auch emotional heftig geführte Gespräche und Auseinandersetzungen können durchaus für Schmerzen im Rücken verantwortlich sein. Doch so körperlich sich diese Schmerzen auch anfühlen mögen, ist in solchen Situationen nichts direkt im körperlichen Bereich zu Schaden gekommen, das Schmerzen auslösen könnte.

Eine andere Ebene von Schmerzen

Wenn es also eine andere Ebene von Schmerzen gibt, dann liegt es nahe, dass es auch eine eigene Ebene von Ursachen für diese Schmerzen gibt. Wenn die Schmerzen von dieser anderen, einer feineren Ebene des Menschen ausgehen, dann ist die Ursache dieser Beschwerden auch auf der feineren Ebene zu finden. Dies ist möglich, weil der Mensch neben dem physischen Körper auch *feinere Schichten* besitzt. Dann wird es verständlich, wenn die Suche nach einer Ursache im physischen Körper ergebnislos verläuft und rein körperliche Lösungsansätze unbefriedigend bleiben.

Ein Beispiel:
Ein Mensch, der bei der Arbeit sehr viel im Bürostuhl sitzt, bekommt Rückenschmerzen. Es wird vermutet, dass die Schmerzen daher kommen, weil er zu viel sitzt, obwohl er vorher bereits 15 Jahre in demselben oder einem ähnlichen Bürostuhl jeden Arbeitstag beschwerdefrei saß. Dann wäre die Frage eigentlich: Warum gerade jetzt? Es werden dann Stuhl und Schreibtisch verändert, um eine möglichst schonende Körperhaltung zu ermöglichen und es werden Sport und Rückengymnastik empfohlen. Aber die Rückenschmerzen bleiben trotzdem, weil die Ursache ihm gegenübersitzt – der neue Kollege. Es könnte ein Verhaltensmuster des Kollegen sein, das unendliche Sprechen „ohne Punkt und Komma", das Herziehen über andere, eine ständig negative Art. Der Mensch fühlt sich nach kurzer Zeit ausgelaugt, müde und gereizt und spürt: *Irgendetwas passiert.* Mehr zu diesem Thema findet sich in Kapitel 5.

Wie die Ergebnisse meiner Forschung und Praxistätigkeit zeigen, ließen sich viele Rückenprobleme leicht erklären, lösen und vermeiden, wenn Wirksamkeiten auf der feineren Ebene des Menschen einbezogen würden.

Schmerzen und Lebensqualität

Die Beeinträchtigung ihrer Lebensqualität projizieren Menschen oft auf „die Rückenschmerzen". Wenn man dann die jeweilige Situation untersucht, stellt sich heraus, dass es nicht nur die Rückenschmerzen sind, die den Einzelnen belasten. Oft sind es auch ganz andere Beeinträchtigungen der Lebensqualität, die noch mehr in den Vordergrund treten würden, wenn die Rückenschmerzen plötzlich verschwunden wären. Über viele Jahre wurde beobachtet, dass körperliche Schmerzen stärker von Menschen empfunden werden, deren Allgemeinbefinden schlecht ist, die z. B. erschöpft, depressiv oder gestresst sind, als von denen, die sich gut fühlen. Die Auswertungen der von uns durchgeführten Rückenstudie, auf die später noch eingegangen wird (Kapitel 6), bestätigen diese Aussagen: Manche Menschen, die nachweisbare physische Rückenprobleme hatten, berichteten zwar von wenig Besserung der Schmerzlage, sagten aber gleichzeitig, dass sich ihre Lebensqualität im Sinne von Lebensenergie und positiver Stimmung stark gebessert habe. Die Rückenschmerzen seien dadurch „in den Hintergrund" getreten und würden „nicht mehr eine so große Rolle spielen".

Differenzierung der Schmerzen

Wenn so viele Menschen Rückenschmerzen haben und diese nicht diagnostizierbar sind, dann stellt sich die Frage: Woran kann das liegen?
Können sich all diese Menschen täuschen? Sind diese Rückenschmerzen gar nicht existent?
Sobald die feineren Schichten des Menschen mit betrachtet werden,
wird deutlich: Die Menschen täuschen sich nicht, die Rückenschmerzen existieren.

Die feineren Schichten des Menschen haben ebenso wie der
physische Körper Empfindungen wie Schmerzen, daher können in den feineren Schichten des Menschen Schmerzen entstehen, auch Rückenschmerzen.

Bei diesen, in den feineren Schichten entstandenen Rückenschmerzen,
wird eine Lösung mit physisch orientierten Methoden eher schwer bis
gar nicht zu erreichen sein. Es ist daher wichtig zu differenzieren, ob
der Schmerz aus der körperlichen oder aus der feineren Schmerzebene
kommt.
Sobald die Ursachen für Rückenschmerzen, die physisch nicht diagnostizierbar sind, in den feineren Schichten des Menschen gesucht, gefunden und behandelt werden, ist es nicht verwunderlich, dass die Rückenschmerzen weniger werden oder vollständig abklingen.

KAPITEL 2

Die feineren Schichten des Menschen – der Bezug zu Rückenproblemen

Rückenschmerzen können Ausdruck von innerer Unordnung sein. Die innere Unordnung ist in den feineren Schichten des Menschen zu finden.

Der Mensch besteht nicht nur aus Haut und Knochen: Der physische Körper des Menschen ist auch von feineren Schichten durchdrungen und umgeben. Diese Schichten sind von ihrer Beschaffenheit feiner als der *grobstoffliche* Körper und können deshalb auch als *feinstofflich* bezeichnet werden. Eine körpernahe feinere Schicht durchdringt und umgibt den physischen Körper bis ca. eine Handbreit von der Hautoberfläche entfernt und ist mit dem physischen Körper in einer nahen, nicht trennbaren Verbindung. Eine weitere feinere Schicht umgibt den physischen Körper in größerem Umfang. Diese Schicht hat eine andere Konsistenz als die körpernahe Schicht, sie ist im Vergleich weniger dicht und hat keine so feste Abgrenzung. Diese feineren Schichten haben Lebensbedingungen und unterliegen bestimmten Gesetzmäßigkeiten, so wie es in der physischen Welt Gesetzmäßigkeiten wie z. B. die Schwerkraft gibt. In den feineren Schichten ist auch das vorhanden, was man als „Lebensenergie" bezeichnen könnte. Aus dieser Tatsache heraus haben die feineren Schichten einen maßgeblichen Einfluss auf das Wohlbefinden – in ihnen liegt begründet, dass man sich z. B. an einem Tag zunächst zuversichtlich und tatkräftig fühlt, sich aber schon kurze Zeit später als müde, aggressiv oder hoffnungslos erlebt. In den feineren Schichten können Störungen, Verletzungen und Blockaden entstehen – daraus folgt ein Zustand von *innerer Unordnung*.

Können Rückenschmerzen ihren Ursprung tatsächlich in den feineren Schichten des Menschen haben? Durch meine Forschungsarbeit seit 1990 und die daraus entstandene Praxistätigkeit mit den vorliegenden positiven Ergebnissen kann ich diese Frage mit einem klaren Ja beantworten. In den feineren Schichten des Menschen gibt es Ursachen für Rückenprobleme und entsprechende Behandlungsmöglichkeiten. Wenn ich z. B. bei Vorträgen über die feineren Schichten des Menschen spreche, sehe ich oft zunächst verwunderte Gesichter. Sobald ich Erklärungen und Beispiele bringe, was die feineren Schichten des Menschen sind, sagen die Zuhörer: „Ja, wenn das die feineren Schichten sind – das kenne ich durchaus und sogar sehr gut! Nur hatte ich bislang keine Worte dafür!"
Die feineren Schichten sind den meisten Menschen also gut bekannt und für viele sogar wahrnehmbar: Es kann einem Menschen manchmal sehr deutlich anzusehen sein, dass es ihm schlecht geht, dass er schwer an einer Lebenssituation zu tragen hat – auch wenn es sich nicht an einem äußeren Gebeugtsein zeigt.

Die meisten Menschen merken deutlich, wie unterschiedlich die feineren Schichten eines Menschen sein können. Diese werden oft undifferenziert als Ausstrahlung bezeichnet – ob bei jemandem, der sich voller Lebenskraft fühlt, oder bei einem anderen, der unter einem Erschöpfungszustand leidet. Wie kräftig und lebendig der eine aussieht, wie zusammengefallen der andere erscheint und man ihm direkt auf die grau wirkende Haut sehen kann. Wie viele bekommen den Unterschied mit, wenn sich bei einer Person, die ihnen nahesteht, etwas verändert – ob ein freudiges Ereignis sie von innen strahlen lässt oder sie gerade eine Schocksituation erlitten hat und innerlich zurückgezogen und kaum präsent ist?

Wären die feineren Schichten bei den Menschen durch irgendeinen Umstand nicht mehr vorhanden (was übrigens nicht sein kann, weil sie zum Leben dazugehören), würde es spätestens dann den meisten Menschen bewusst werden, dass sie die feineren Schichten zuvor schon gesehen und gespürt haben. Durch den Unterschied würde es klar werden, dass die feineren Schichten sehr wohl wahrgenommen werden und nur nicht so konkret und differenziert benannt werden.

Auch bei einem selbst sind die Wirkungen der feineren Schichten deutlich zu bemerken. Wenn man sich – wie oben schon angesprochen – z. B. an einem Tag zuerst freudig und tatkräftig und zu einem späteren Zeitpunkt eher dünnhäutig und erschöpft fühlt, oder wenn sich in einer bestimmten Situation etwas innerlich zusammenzieht – es entsteht ein Gefühl der Enge oder der Atem geht schwer. Dies sind Wahrnehmungen einer Veränderung im Feinstofflichen.

Die feineren Schichten haben eigene Wahrnehmungen

Die feineren Schichten des Menschen sind etwas Lebendiges und können auch Eindrücke wahrnehmen. Die Reflexe und Reaktionen der feineren Schichten sind mehr oder weniger bewusst und unmittelbar wahrnehmbar. Wie z. B. das Gefühl, in ein Zimmer nicht eintreten zu wollen, weil einen etwas nicht Greifbares stört, oder wenn man sich in einem Zimmer eingeengt fühlt, obwohl der Körper genügend Platz hätte. Oder an anderer Stelle das Gefühl sich frei entfalten, tief und entspannt durchatmen zu können oder wiederum eine andere Situation, in der ein anderer Mensch einem räumlich zu nahe kommt, einem sozusagen *auf die Pelle rückt*.

Auch z. B. der Eindruck, sich in einem bestimmten Moment von hinten beobachtet zu fühlen, deutet auf eine feinstoffliche Wahrnehmung hin. Beim Umdrehen ist dann zu sehen, dass jemand einen von hinten fixiert oder angestarrt hat. Mit den physischen Augen war es nicht zu sehen, weil der Blick in eine andere Richtung ging, aber auf der feineren Ebene war es erlebbar.

Diese Erfahrung der feineren Wahrnehmungen lässt sich mithin oft nur nicht einordnen. Wenn ich jemanden explizit auf seine eigenen Wahrnehmungen hinweise, wird oft gesagt: „Ach, jetzt verstehe ich, weshalb ich mich in dieser Situation unwohl gefühlt habe!" Oder: „Als ich bei der Nachricht dieses komische Gefühl hatte, war da wirklich etwas! Ich habe es mir also nicht eingebildet, dass etwas nicht stimmt." Wenn es oft auch nicht mit diesem Wort benannt wird, sind die Erfahrungen mit dem Feinstofflichen im Alltag den meisten Menschen doch gut bekannt.

Die feineren Schichten spüren auch Schmerzen

Das Feinstoffliche ist ein eigenständiger Bereich des Menschen, zwar feiner als der grobstoffliche Körper, jedoch auch in einer Struktur und je nach innerer Ordnung fester oder etwas weniger fest. Es ist also spür- und tastbar. Genau aus diesem Grund kann man diesen Bereich als *feinstofflich* bezeichnen.

Die feinstofflichen Schichten des Menschen haben ein eigenes Sensorium und auch eine eigene Schmerzempfindung. Die Schmerzempfindung der feineren Schichten ist etwas sehr Wesentliches, mehr dazu in Kapitel 4.

Die Ursache für einen wesentlichen Anteil der unspezifischen Rückenschmerzen ist sehr oft in den feineren Schichten des Menschen zu finden. Es wird für viele Menschen eine erfreuliche Nachricht sein, dass es für Rückenprobleme, Erschöpfung, Bedrücktheit, innere Unruhe, aber auch medizinisch unerklärliche Schmerzen, nach deren Ursache und Lösung oft händeringend gesucht wird, unter Einbeziehung der feineren Schichten Lösungen gibt.

> Die feineren Schichten des Menschen sind verletzbar und auch heilbar.

Die feineren Schichten des Menschen sind noch nicht so gründlich erforscht wie der physische Körper und noch nicht allgemein bekannt. Genauso wenig wie die Tatsache, dass diese feinstofflichen Schichten, wenn schwere Störungen entstanden sind, auch behandelbar sind.

Ich bin zu dem Ergebnis gekommen, dass jeder Einzelne mit den Ursachen und Auswirkungen in den feinstofflichen Schichten zu tun hat, mit all ihren Vorzügen und Nachteilen.

Wenn Menschen nicht gelernt haben, die Gegebenheiten des Feinstofflichen zu beachten und die Ursachen und Auswirkungen zu verstehen, sind sie bezogen auf die innere Ordnung wie ein Blatt im Winde.
Wenn sie aber Kenntnisse über das Feinstoffliche erlangt haben und damit umzugehen wissen, können sie zielgerichteter ihre eigene Lebensqualität selbst bestimmen.

Die feineren Schichten sind tastbar

Es mag für manche eine neue Perspektive sein, dass diese feineren Schichten des Menschen auch tastbar sind – sie sind genauso real und einer Person zugehörig wie der physische Körper.

Auch Menschen, die noch nie etwas vom Feinstofflichen gehört haben, können in Vorträgen und Seminaren in relativ kurzer Zeit erlernen, eine Schicht des Feinstofflichen bei sich wahrzunehmen und zu ertasten. Mit einiger Übung stellen sich recht bald erste Erfahrungen ein. Die Wahrnehmungen werden je nach Person individuell beschrieben, zeigen aber übereinstimmende Merkmale: Bei der Hand, die tastet, wird vielfach von einem Gefühl der Wärme oder von einem Kribbeln gesprochen. Diese körpernahe feinere Schicht wird u. a. beschrieben als ein Polster, ein Kissen oder Wattebausch. Auch der Vergleich mit dem Gefühl, wenn sich zwei Magnete mit gleichen Polen abstoßen, wird häufiger genannt. Wie auch immer die einzelnen Beschreibungen sind, es konnte bislang von fast allen Teilnehmern die Erfahrung gemacht werden, dass das Feinstoffliche des Menschen eine wahrnehmbare Realität hat.

Aus der Praxis (Seminar):
Ein Mann, der eine naturwissenschaftliche Ausbildung durchlaufen hatte, stand bei einem Seminar über das Feinstoffliche mit dem Schwerpunkt „Innere Ordnung" seinen eigenen Wahrnehmungen lange Zeit sehr kritisch und skeptisch gegenüber. „Das kann ja die Körperwärme sein, die ich spüre, und das Kribbeln kann auch von der Handhaltung kommen", waren seine durchaus berechtigten Einwände. Das Schlüsselerlebnis war für ihn dann, bei einer anderen Person aus einer weitaus größeren Entfernung eine feinstoffliche Schicht deutlich wahrgenommen zu haben. „Das kann man jetzt nicht physisch erklären – das muss etwas Feinstoffliches sein!" war seine sichtlich berührte Rückmeldung.
Dies ist kein Einzelfall. Ähnliche Erfahrungen sind sehr oft in Seminaren mitzuerleben. So kann diese Entwicklung der Wahrnehmung für die feinstofflichen Schichten im Erwachsenenalter relativ schnell nachgeholt werden.

Mit Übung und Training lässt sich der Tastsinn für diese Ebene immer weiter verfeinern, bis sie ähnlich konkret spürbar ist wie die physische Materie. Diejenigen, die ich zum Feinstoffpraktiker und Feinstoffberater ausbilde, sind auf die Unterstützung der feineren Schichten und auf die innere Ordnung des Menschen spezialisiert. Sie haben die Fähigkeit erworben, den Zustand und die Blockaden in den feineren Schichten der zu behandelnden Person genau zu ertasten und zu beschreiben. Dies ist die Voraussetzung dafür, dass die Behandlung in Form einer *feinstofflichen Unterstützung* stattfinden kann und sich die Blockaden lösen.

Menschen können sich je nach Lebenssituation in den feinstofflichen Schichten sehr unterschiedlich anfühlen. Zum Beispiel fühlt sich das Feinstoffliche einer Person in einem Zustand der inneren Ordnung leicht, durchlässig und frei fließend an. Bei einer bestehenden Unordnung hingegen, d. h. wenn Blockaden vorhanden sind, fühlt es sich verdichtet, zusammengedrückt oder auch an einigen Stellen schmerzhaft pulsierend an.

Das Feinstoffliche des Menschen ist objektiv betrachtbar.

Aus der Praxis (Fortbildung):

Acht Feinstoffpraktiker oder Feinstoffberater betrachten und tasten nacheinander die feinstofflichen Schichten eines auf der Liege liegenden Menschen ab und schreiben ihre Beobachtungen detailliert auf. Nach einer feinstofflichen Unterstützung von einem dieser Spezialisten (ca. 1 Stunde) wird die feinstoffliche Betrachtung wiederholt. Die acht Spezialisten kommen nacheinander wieder in den Raum, betrachten und ertasten den jetzigen Zustand des liegenden Menschen und protokollieren ihre Ergebnisse erneut. Danach werden die Aufzeichnungen verglichen. Es wird immer wieder deutlich, dass die Feinstoffpraktiker und Feinstoffberater (unabhängig von der individuellen Wortwahl) vorher und nachher zu denselben Ergebnissen kommen, was die Beschreibung des Zustands, der Blockaden und der Veränderung nach der feinstofflichen Unterstützung angeht.

Wenn die feineren Schichten des Menschen so deutlich und konkret wahrzunehmen sind, kann es auch verständlich sein, dass dies eine Ebene neben dem physischen Körper ist, die auch Empfindungen wie Schmerzen haben kann. Und dass Menschen unter einem Zustand der inneren Unordnung auch körperlich leiden können.

Durch Blockaden in den feineren Schichten des Menschen entsteht innere Unordnung. Durch innere Unordnung können wiederum Rückenschmerzen entstehen.

Die feinere Anatomie

In der Erforschung des physischen Körpers ist die Wissenschaft heute relativ weit. Die Anatomie des physischen Körpers und seine Funktionen sind ziemlich genau bekannt. Die meisten Funktionen sind gut erforscht, und daraus sind in der heutigen Zeit enorme Möglichkeiten entstanden, dem Körper bei einer Krankheit oder einem Schaden zu helfen, sogar „Ersatzteile" wie z. B. ein künstliches Hüftgelenk sind verfügbar.

Das Feinstoffliche des Menschen hat in sich auch eine eigene Struktur – man könnte sagen, eine eigene Anatomie. So wie es im Körper z. B. einen Kreislauf gibt und Organe, die miteinander funktionieren, gibt es auch im Feinstofflichen Energiebahnen, die im freien Fluss stehen sollten, sowie Energiezentren und Energiepunkte, die miteinander im Austausch stehen. Ein Einblick in diesen Bereich macht verständlich, warum manche Rückenschmerzen entstehen können und warum Rückenschmerzen sehr häufig mit Erschöpfung einhergehen.

Wie das Blut in unseren Adern fließt, fließt die Lebensenergie in den feineren Schichten.

Wie im physischen Körper die wichtigsten Organe in Kopf und Rumpf zu finden sind, verteilen sich auch die wichtigsten Zentren der feineren Anatomie auf diese Bereiche. Zum einen gibt es die sieben Hauptenergiepunkte – auch *Chakren* genannt – ausstrahlende Energiezentren, die auch weit außerhalb des Körpers spürbar und tastbar sind.

Neben diesen Hauptenergiepunkten gibt es u. a. vier weitere Energiepunkte, die eine wichtige Rolle in der feinstofflichen Anatomie spielen. Diese befinden sich an den Schultern und an den Leisten und sind u. a. für den Energiefluss in den Armen und Beinen zuständig. An diesen Punkten sind häufig Blockaden zu finden. Sind diese Punkte frei von Blockaden, geht ein gleichmäßiger feinstofflicher Strom von ihnen aus, der sich über die feineren Schichten des Menschen in einem gleichmäßigen Fluss verbindet. Das innere Ordnungsprinzip im Feinstofflichen kann sich dann frei entfalten (siehe Kapitel 3). Der Mensch fühlt sich geborgen, wie in einem natürlichen Schutzraum, und die eigenen Lebenskräfte stehen zur Verfügung.

Die feinstoffliche Wirbelsäule

Neben den Hauptenergiepunkten und den weiteren Energiepunkten gibt es auch eine feinere Wirbelsäule. Diese *feinstoffliche Wirbelsäule* verläuft parallel zu der physischen Wirbelsäule im Körper. Weil die feineren Schichten die physische Materie durchdringen und umgeben, können sie auch parallel zu den physischen Gegebenheiten verlaufen und gleichzeitig über sie hinausragen. Daher ist die feinstoffliche Wirbelsäule auch außerhalb des Körpers tast- und untersuchbar. Die feinstoffliche Wirbelsäule ist mit ganz unterschiedlichen Energiepunkten, die in den feineren Schichten des Menschen vorhanden sind, verbunden. Tatsächlich wurde bei den Personen, die über Rückenschmerzen klagten und an der feinstofflichen Wirbelsäule untersucht wurden, in diesem Bereich eine Verengung bis hin zur vollständigen Blockade wahrgenommen.

Eine Blockade an der feinstofflichen Wirbelsäule steht also häufig in Verbindung mit Rückenschmerzen. Gleichzeitig wird durch diese Gegebenheit die Lebensenergie des Menschen blockiert und steht ihm nicht mehr voll zur Verfügung.

Blockaden an der feinstofflichen Wirbelsäule

Durch bestimmte Lebenssituationen können Blockaden an der feinstofflichen Wirbelsäule entstehen. Dabei gerät die Lebensenergie, die ungehindert von unten nach oben fließen möchte, ins Stocken. Sie staut sich und kann fast zum Erliegen kommen. Auch dieser Zustand lässt sich durch das Abtasten der feinstofflichen Wirbelsäule erkennen. In einem bestimmten Bereich ist eine Verdichtung zu spüren, an den darüber liegenden Stellen ist kaum noch ein feinstofflicher Fluss feststellbar. Es ist an diesen Stellen eine *feinstoffliche Unterversorgung* gegeben.

Die Blockade an der feinstofflichen Wirbelsäule kann als Rückenschmerz erlebt werden. Auch der Druck der aufgestauten Energie in diesem Bereich kann Schmerzen erzeugen, die sich körperlich anfühlen. Oder der feinstofflich blockierte, unterversorgte Rücken wird anfälliger für plötzliche, scharfe Schmerzen.

Blockaden an der feinstofflichen Wirbelsäule können auch Bewegungseinschränkungen im Rücken hervorrufen. Es lässt sich beobachten, dass die äußere Körperhaltung Ausdruck des feinstofflichen Flusses oder Staus werden kann: Die Haltung eines gedrungenen Kopf-Schulterbereiches im physischen Körper kann äußerlich zeigen, was im Feinstofflichen vor sich geht. Sind die feineren Schichten in sich bedrängt und kann die Energie nicht frei nach oben strömen, manifestiert sich dies häufig in einer gebeugten Kopf- oder Körperhaltung. Auch die Bewegungsabläufe können dementsprechend verändert sein. Umgekehrt kann durch eine aufrechte Haltung ein freier Fluss in der feinstofflichen Wirbelsäule unterstützt werden. Wenn die feinstoffliche Wirbelsäule eines Menschen wieder frei von Blockaden ist, kann – wie es Teilnehmer der Rückenstudie formuliert haben – eine „aufrichtende Kraft von innen" erlebt werden, aus der heraus sich der Rücken und somit der ganze Mensch wieder besser aufrichten kann.

Rückenprobleme und Erschöpfung

Bei Menschen, die mit Rückenproblemen in die Praxis kommen, spielen Müdigkeit und Erschöpfung häufig eine große Rolle. Sie sagen: „Ich habe keine Lebenskraft mehr zur Verfügung, wie ich sie aber von früher her kenne." Oder: „Wenn ich in die Zukunft blicke, erlebe ich mehr Angst als Zuversicht." Es zeigt sich sehr oft, dass dies ein Ausdruck von gestauter Lebensenergie ist. Das mag paradox klingen, denn heute wird ja eher davon gesprochen, dass der *Akku leer* sei und wieder aufgeladen werden müsse. Feinstofflich gesehen stellt es sich jedoch anders dar. Die Lebensenergie ist vorhanden, es ist meist sogar ein Zuviel an Energie vorhanden, die sich durch Blockaden anstaut und den Betroffenen deswegen nicht mehr zur Verfügung steht. Sie sammelt sich im Körper und erzeugt Druck. Diese stagnierende Energie fällt den Menschen zur Last. Bildlich gesehen ist es, als ob der Rucksack mit Proviant, der zur Stärkung auf eine Wanderung mitgenommen wird, nur geöffnet werden kann, um weitere Lebensmittel hineinzulegen, aber es kann nichts herausgeholt werden. Der Rucksack wird so immer schwerer und der Mensch ist gleichzeitig am Verhungern.

Dies heißt: Ein Zuviel an Energie kann dazu beitragen, dass neben den auftretenden Rückenschmerzen auch Müdigkeit, Perspektivlosigkeit und Erschöpfung entstehen. Die Menschen sind nicht mehr handlungsfähig oder erleben eher Angst als Zuversicht, wenn sie in die Zukunft blicken.

Aus der Perspektive der feinstofflichen Anatomie ist es erklärbar, warum Erschöpfung und Rückenprobleme oft Hand in Hand gehen, warum Rückenprobleme regelmäßig auf Listen von Symptomen für Burn-out oder auch Depressionen auftauchen. Diese Zustände können auf der feineren Ebene ein und dieselbe Ursache haben: eine Blockade an der feinstofflichen Wirbelsäule. Dieser Zusammenhang spiegelte sich auch in der eigenen Rückenstudie wider: etwa zwei Drittel der Teilnehmer gaben an, neben *Rückenschmerzen* auch unter *Erschöpfung, Energiemangel, Müdigkeit* oder *Zerschlagenheit* zu leiden. Und nach der feinstofflichen Unterstützung durch den *finewell Vital Zyklus* (mehr zu dieser Behandlungsform siehe Weiterführende Informationen) berichteten viele erfreut davon, dass sie neben der Besserung der Rückenproblematik auch mehr Energie und Tatkraft verspüren würden.

Lösung von Blockaden

Die Wirkung einer Blockade an der feinstofflichen Wirbelsäule kann auch damit verglichen werden, was im Physischen geschieht, wenn ein Armband am Handgelenk zu eng angelegt wird. Das Armband verhindert, dass das Blut frei fließen kann. Auf der einen Seite staut sich das Blut, und es entstehen Druck und Schmerzen. Die Hand ist unterversorgt, wird unbeweglich, verliert an Kraft, kann selbst einfache Verrichtungen nicht mehr ausführen und wird mit der Zeit schmerzhaft und blau. Um Abhilfe zu schaffen ist es nötig, das Armband zu weiten oder zu entfernen. Wenn die Blockade – das zu eng anliegende Armband – den Durchfluss nicht mehr behindert, kann das Blut wieder ungehindert fließen. Die Hand wird noch unterstützend ein paarmal ausgestrichen und den Rest schafft der Kreislauf des Körpers selbstständig. Zunächst kribbelt es in der Hand, aber nach und nach hören die Schmerzen auf und die Hand gewinnt ihre Kraft und Beweglichkeit zurück.

Damit wäre übrigens ein Kleinkind meist überfordert – erst im Erwachsenwerden lernt der Mensch mit dem physischen Körper umzugehen.

Ähnlich ist es, wenn eine Blockade an der feinstofflichen Wirbelsäule entfernt wird. So wie der Erwachsene gelernt hat mit der physischen Materie umzugehen, ist es hier erforderlich, dass jemand gelernt hat mit der feinstofflichen „Materie" umzugehen, um ein feinstoffliches „Armband" – eine Blockade – entfernen zu können.

Wird die feinstoffliche Blockade entfernt, beschreiben Menschen häufig ähnliche Gefühle wie beim Entfernen des Armbandes: Kribbeln, Fließen oder plötzliche Wärme. Dieses wurde auch wiederholt von Teilnehmern bei der Rückenstudie berichtet. Solche Wahrnehmungen zeigen eindrücklich, dass der feinere Bereich Empfindungen hat und diese sich auch körperlich anfühlen können. Wenn die Blockade im Feinstofflichen gelöst ist, kann die Energie in der feinstofflichen Wirbelsäule wieder fließen. Die Schmerzen im Rücken bessern sich meist in der Folge – oder verschwinden oft ganz, nachdem sie die Menschen zuvor manchmal über Jahrzehnte geplagt haben. Und gleichzeitig steht den Menschen die eigene Lebenskraft wieder zur Verfügung.

KAPITEL 3

Die Bedeutsamkeit der inneren Ordnung

Die innere Ordnung ist für den Menschen genauso wichtig wie die körperliche Gesundheit und drückt sich in einem positiven Grundzustand im Menschen aus. Wenn sie gestört wird, kann eine Vielzahl an Beschwerden entstehen, so u. a. auch Rückenschmerzen.

Ein positiver Grundzustand im Menschen ist Ausdruck der inneren Ordnung. Es ist ein Zustand, der, ähnlich wie die Gesundheit des Körpers, in uns Menschen normal bestehen bleiben möchte. Grundgefühle wie Lebensfreude, Tatkraft und Zuversicht sind nicht nur etwas, was aus äußeren Gegebenheiten resultiert, sondern es sind Eigenschaften, die uns Menschen grundsätzlich zur Verfügung stehen. Diese Eigenschaften wollen als Normalzustand zum Ausdruck kommen, ähnlich wie im physischen Körper die harmonische Zusammenarbeit der Zellen und Organe der gesunde Normalzustand sein möchte.

Aus der Praxis:

Menschen berichten immer wieder, dass sie ein gewisses Lebensgefühl kennen oder sich daran gut erinnern können, auch wenn es zuletzt in der Jugend erlebt wurde: das Gefühl *eins mit sich und der Welt zu sein* oder *vom Leben getragen zu werden*. Es ist ein Grundgefühl von Vertrauen, Zuversicht und Lebensfreude, aber auch von Klarheit, Inspiration und Tatkraft. Die eigene Lebensenergie und die eigenen Ressourcen stehen zur Verfügung. Es ist eine innere Kraft und Ruhe gegeben, aus der auch schwierige Situationen gemeistert werden können.

Menschen kennen auch das Erleben, dass sich nach einem bestimmten Ereignis die Lebensqualität nicht wieder einstellt wie zuvor, dass etwas *aus den Fugen geraten* ist, eine gewisse freudige Leichtigkeit und innere Beweglichkeit verloren ging und das Leben schwerer und mühsamer geworden ist. Viele Menschen meinen, dass dieser Prozess zum Altern dazu gehöre, und es normal sei, *vom Leben gezeichnet* zu werden. Da muss ich sie aber anhand der Erfahrungen aus der Praxis enttäuschen oder auch ermuntern: Dieser Prozess des vermeintlichen Alterns hat mit innerer Unordnung zu tun. Wenn die innere Ordnung durch eine Unterstützung in den feineren Schichten wiederhergestellt wird, erleben Menschen wieder ein Lebensgefühl, das ihnen aus jüngeren Jahren bekannt ist, mit dem Unterschied, dass der physische Körper älter geworden sein mag.

Das feinstoffliche Ordnungsprinzip im Menschen

So wie im Physischen die Selbstheilungskräfte dafür sorgen, dass der Körper gesund wird und bleibt, sozusagen *in Ordnung* ist, gibt es auch in den feineren Schichten ein *Ordnungsprinzip*, das bestrebt ist, die innere Ordnung aufrechtzuerhalten bzw. wiederherzustellen.

Die innere Ordnung eines Menschen kann wie ein Fluss betrachtet werden, der ruhig in eine Richtung fließt. Wenn kein Hindernis auftritt, fließt das Wasser harmonisch und gleichmäßig dahin. Ein einschneidendes Lebensereignis kann wie ein Felsbrocken wirken, der in den Fluss gefallen ist. Es bildet sich ein Stau im fließenden Wasser, der von Wirbeln oder Strudeln begleitet wird. Das Hindernis kann so groß sein, dass der Strom des Flusses fast zum Erliegen kommt, sich aufstaut und dass sich Druck aufbaut. Oder es können kleinere Äste in den Fluss fallen, die dann zu einem großen Stau führen können. Das sind bildhafte Beispiele dafür, wie im Feinstofflichen Blockaden entstehen können.

Angenommen, ein Tag hat zuversichtlich und energievoll begonnen, mit freudigem Blick auf die anstehenden Tätigkeiten, und dann sind die Zuversicht und Kraft nach einem einzigen Gespräch plötzlich verschwunden. Es kann ein Gespräch sein, das einen überproportional viel Kraft gekostet hat oder in dem man spürte: *Hier passt etwas nicht!* Es kann auch ein verbaler Angriff sein, nach dem man sich innerlich zurückgedrängt und wie belagert fühlt – die Stimme der Person und die bedrängenden oder verletzenden Worte gehen einem nicht mehr aus dem Kopf. Man fühlt sich dann gedämpft und schwer, die Aufgaben gehen nur noch mühsam von der Hand.

Ist der Flusslauf noch relativ frei, können kleinere Hindernisse mit der Zeit weggeschwemmt werden. Das sind Momente, in denen man sich wie freischüttelt und sich dann klarer und leichter fühlt – eine kleinere

Unordnung hat sich gerade gelöst. Dieses ist möglich durch das in uns bestehende Ordnungsprinzip im Feinstofflichen. Viele solche Situationen können aber in der Summe einen ähnlichen Zustand bewirken, wie eine einzelne schwerwiegendere Situation: Mehrere kleinere Äste, die in den Fluss gefallen sind, verhaken sich ineinander und bleiben an einem kleineren Stein hängen. So entsteht eine erste Engstelle, an der sich weitere, an sich unbedeutende kleine Zweige stauen. Auch auf diese Weise kann der Flusslauf nach und nach zum Erliegen kommen. Das ist eine vereinfachte Erklärung dafür, was in den feineren Schichten eines Menschen geschieht, die Lebensqualität einschränkt und sich irgendwann u. a. als Rückenschmerzen ausdrücken kann.

Innere Unordnung und ihre möglichen Folgen

Innere Unordnung kann auch so beschrieben werden, als ob an einem Haus durch einen Sturm einige Dachziegel verrutscht sind. Es kann in das Haus hineinregnen, das Wasser kann im Haus verschiedene Wege nehmen und Schäden anrichten. In ähnlicher Weise kann auch eine innere Unordnung verschiedene Folgen haben. Das Wasser kann z. B. in das „Rückenschmerz-Zimmer" gelangen, in das „Erschöpfungszimmer", in das „Schlafstörungszimmer" oder in das Zimmer „innere Unruhe".

Die Personen, die an der Rückenstudie teilgenommen haben, wurden neben der Einstufung ihrer Rückenschmerzen und Bewegungseinschränkungen auch gefragt, welche weiteren Beschwerden oder Anliegen sie hätten, für die sie sich von dem finewell Vital Zyklus eine Besserung erhofften. Somit erschloss sich ein Einblick in das Allgemeinbefinden dieser Menschen. Es zeigte sich, dass Rückenschmerzen eher selten als alleinige Beschwerde auftreten. Am häufigsten wurden

Erschöpfung, Schlafstörungen und innere Unruhe genannt. Auch wurde öfters von gedrückter Stimmung, Freudlosigkeit und Unausgeglichenheit berichtet. Dies reflektiert, welche Auswirkungen ein Zustand innerer Unordnung mit sich bringt, der auch Rückenschmerzen zur Folge haben kann.

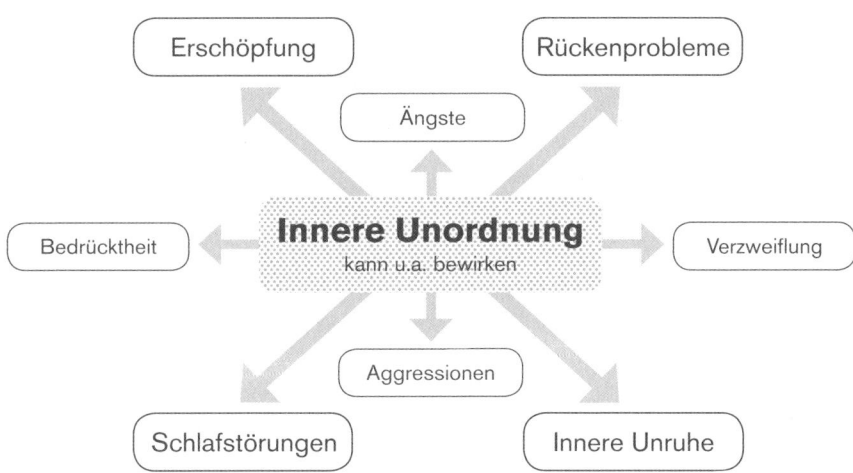

Bei Menschen, die aufgrund einer inneren Unordnung Rückenschmerzen haben, ist zu beobachten, dass die Rückenschmerzen durch eine rein physische Behandlungsweise zwar gelindert oder behoben werden können, die innere Unordnung aber dennoch bestehen bleibt. Die Menschen leiden weiterhin unter einer Einschränkung ihrer Lebensqualität, unter Beschwerden wie Erschöpfung und innerer Unruhe. Das ist ähnlich so zu sehen, als wenn man bei dem beschädigten Haus das Wasser vom Boden aufwischt, aber der Schaden am Dach bestehen bleibt.

Werden diese Personen wiederum in ihren feineren Schichten, in denen die innere Unordnung gegeben ist, unterstützt, sodass bei ihnen wieder eine innere Grundordnung entsteht, berichten sie gelegentlich, dass sie die alten Schmerzen kurzzeitig wieder spüren. Die Schmerzen lösen sich dann jedoch meist auf, und mit der inneren Ordnung kommen Lebensfreude, innere Ruhe und Zuversicht, Tatkraft und die eigene Lebensenergie wieder zurück. Dies spiegelte sich auch bei den Teilnehmern in der Rückenstudie wider, die neben einer Besserung der Schmerzen oft von einer noch stärker bemerkbaren Verbesserung der Lebensqualität bezogen auf andere Beschwerden berichteten. Somit zeigt sich wie wichtig es ist, die Ursache auf dieser feineren Ebene anzugehen, wenn die Schmerzen dort entstanden sind.

Für die innere Ordnung muss ebenso etwas getan werden wie für einen gesunden Körper.

Von klein auf haben wir gelernt, auf den physischen Körper zu achten und ihn zu schützen, damit zum einen keine Verletzungen entstehen und er zum anderen die nötige Grundversorgung – genügend Nahrung, Pflege und Schlaf – bekommt. Ähnlich sollten auch die feineren Schichten zum einen vor Verletzungen geschützt werden und zum anderen gepflegt und versorgt werden, damit die innere Ordnung erhalten bleiben kann.

KAPITEL 4

Die versteckten Vorboten von Rückenschmerzen

Die feinstoffliche Schmerzempfindung möchte uns vor innerer Unordnung bewahren. Sie wahrzunehmen und zu beachten kann eine gute Prävention gegen Rückenschmerzen sein.

Die physischen Schmerzempfindungen

Schmerzempfindungen dienen dem physischen Körper dazu, keinen Schaden oder keine größeren Verletzungen zu erleiden. So geben die Schmerzempfindungen eine wichtige Orientierung im Leben. Wie oft zeigen sie an, dass es wichtig ist, die Hand von der heißen Herdplatte fernzuhalten oder die Sitz- oder Körperhaltung zu verändern, oder dass ein weiterer Schlag auf den Finger vermieden werden sollte? Welche physischen Schäden würden entstehen, wenn diese Hilfe nicht gegeben wäre?

Es soll Menschen geben, die wegen eines seltenen Gendefekts keine Schmerzempfindung haben. Das Leben dieser Menschen soll meist recht kurz sein, ihre Krankenakte dafür aber eher umfangreich. Ein Blick in die Lebensberichte dieser Menschen zeigt, wofür die körperliche Schmerzempfindung alles gut ist. Während ein Schmerz empfindendes Kind schreiend zu den Eltern rennt, wenn es sich verletzt hat, wird diesen Berichten zufolge die Erziehung eines Kindes ohne Schmerzempfinden zu einer Art Dauerinspektion des Gesundheitszustandes: Wo könnten irgendwelche Wunden, Brüche sein oder gar Fremdkörper vorliegen, die beseitigt und behandelt werden müssen, bevor sich die Verletzung verschlimmert? Nicht nur Wunden und Brüche, sondern auch seltsamste Körperfehlstellungen und z.B. ausgerenkte Glieder sollen diese schmerzlosen Körper aufweisen. Augenscheinlich ist es die Schmerzempfindung, die den Körper auf Schritt und Tritt zu einer gesunden Körperhaltung veranlasst, die den Bewegungsapparat funktionsfähig erhält.

Die feinstofflichen Schmerzempfindungen

In den feineren Schichten gibt es ebenfalls eine Schmerzempfindung. Diese *feinstoffliche Schmerzempfindung* ist etwas anders zu erleben als die körperliche Schmerzempfindung, möchte uns aber genauso vor schlimmeren Folgen und dem, was uns schadet, bewahren.
Die physische Schmerzempfindung möchte das Wohl und Heil des Körpers schützen, damit er gesund bleibt. Genauso möchten die feineren Schmerzempfindungen das innere Wohl des Menschen – die innere Ordnung – schützen, um einen Zustand von Ausgeglichenheit und natürlicher Lebenskraft und Freude als Normalzustand zu erhalten, der nicht durch Blockaden und Unordnung beeinträchtigt wird.

Die Schmerzsignale aus den feineren Schichten, die sogenannten feinstofflichen Schmerzempfindungen, können sich u. a. so äußern:

- stockender Atem

- leichtes Druckempfinden in der Brust, das sich verstärkt

- Gefühl von Enge oder der Wahrnehmung, in die Enge getrieben zu
  werden

- beginnende innere Anspannung, die sich auf den Körper überträgt

- innerliches Zurückziehen oder -weichen, der Bauch zieht sich zusammen

- innerer Widerstand oder Sträuben etwas zu tun, Unmut, Gereiztheit

- leises Unbehagen, mulmiges Gefühl

- zunehmende innere Unruhe, entstehende Hektik

Die eigenen feinstofflichen Reaktionen können am unmittelbarsten
über den Atemfluss wahrgenommen werden. Drückt etwas an einer
feinstofflichen Schicht, reagiert der physische Körper meist sofort damit, dass der Atem flacher wird. Der Körper atmet gegen einen unsicht-
baren, aber spürbaren Widerstand. Das könnte ein erstes Anzeichen
für eine feinstoffliche Schmerzempfindung sein: Der Atem stockt und
kann nicht tief und ruhig fließen. Darauf kann sich ein Druckgefühl
in der Brust entwickeln oder auch ein stechender Schmerz. Menschen,
die stärkere feinstoffliche Blockaden haben, berichten häufig von dem
Gefühl, schwer Luft bekommen zu können, selten tief durchatmen zu
können oder gar von Luftnot und Panik.
Bei den Teilnehmern der Rückenstudie wurden neben den Rückenschmerzen häufig diese Atembeschwerden genannt. Und während der

feinstofflichen Unterstützung wurde schon nach kürzester Zeit davon berichtet, wieder freier atmen zu können. So ist der Atem ein Bereich, der sehr stark vom Feinstofflichen beeinflusst wird. Die Wahrnehmung des Atems kann behilflich sein, sich für die feinstoffliche Schmerzempfindung als Warnsignal mehr zu sensibilisieren.

Wie oft bemerke ich, dass Menschen feinstoffliche Schmerzempfindungen erleben, diese aber übergehen, nicht ernst nehmen, unterdrücken – weil sie nicht gelernt haben, wie wichtig es ist, sie zu beachten! Später, wenn die Erschöpfung und der Rückenschmerz zum Dauerzustand geworden sind, werden diese Beschwerden nicht mehr mit dem Unterdrücken dieser eher leiseren Unwohlgefühle in Verbindung gebracht.

Kinder drücken Wahrnehmungen ihrer feineren Schichten noch eher direkt und unmittelbar aus. Oft schreien sie und bringen so zum Ausdruck: „Nein, da will ich nicht hin!" Oder: „Diese Person mag ich nicht!" Erwachsene reagieren dann oft verwundert und fragen: „Was ist mit dir los? Ist doch alles okay!" Das Kind wird dadurch erzogen, seine feinstoffliche Schmerzempfindung zu übergehen. Meist treten hier schon die ersten feinstofflichen Blockaden auf, und Kinder beginnen, ihr feinstoffliches Erleben nicht mehr ernst zu nehmen. Die äußeren Argumente zählen mehr, die Wahrnehmung der feinstofflichen Schmerzempfindung wird als *Überempfindlichkeit* abgetan und so werden diese Empfindungen Schritt für Schritt weiter in den Hintergrund gedrängt. Sie verlieren an Echtheit. So wie sich eine Hornhaut bildet, wenn an einer Hautstelle immer wieder gerieben und gedrückt wird und die Druckstelle ihre Sensibilität verliert, verdichten sich die feineren Schichten – sie stumpfen im feinstofflichen Sinne ab.
Dabei muss sicherlich nicht jedes Geschrei und Gequengel eines Kindes als feinstoffliche Schmerzempfindung verstanden werden. Es kann

aber sehr wohl eine feinstoffliche Wahrnehmung des Kindes sein, auf die das Kind reagiert, während die Erwachsenen die feinstoffliche Wahrnehmung nicht mehr so unmittelbar mitbekommen.

Als Jugendlicher wird die feinstoffliche Schmerzempfindung meist auch noch deutlicher wahrgenommen.

Viele Menschen können sich an zurückliegende einschneidende Situationen erinnern: etwas nicht tun zu wollen, weil ein innerer Widerstand, Unruhe, Unbehagen, Stress oder sogar Panik vor dem Tun empfunden wurden. Zum Beispiel auf eine bestimmte Party zu gehen, Drogen zu probieren, einen Diebstahl zu begehen – es könnten sicherlich noch viele weitere Beispiele genannt werden.

Und dann verhinderten irgendwelche äußeren Argumente, auf diese letztendlich wahrgenommene Schmerzempfindung zu hören und danach zu handeln wie z. B. „Alle meine Freunde tun es doch auch!" oder „Diese Person hat gesagt, ich soll das tun!" Und wird die Handlung entgegen der feinstofflichen Schmerzempfindung trotzdem vollzogen, kann es erhebliche Folgen für die Person haben.

Feinstofflich betrachtet bewegen sich daher viele Menschen in einem Zustand durch ihr Leben, der vergleichbar ist mit dem physischen Zustand bei einer schmerzunempfindlichen Person – voller Wunden, Ausrenkungen und Fremdkörper.

Während die physische Schmerzempfindung meist zu einem achtsamen Umgang mit dem Körper erzieht, werden die feinstofflichen Schmerzempfindungen oft ignoriert oder gar systematisch unterdrückt. Aus diesem Grund leiden so viele Menschen an den Folgen innerer Unordnung – an Erschöpfung, Schlafstörungen, permanenter innerer Unruhe und an unspezifischen Rückenschmerzen.

Rückblickend können Menschen, wenn sie auf eine bestimmte Situation schauen, sagen: *Eigentlich habe ich es gewusst und gespürt, dass ich das nicht tun sollte. Hätte ich es nur nicht getan! Dann hätte ich diese leidvolle Zeit danach nicht durchleben müssen.*

Aufgesuchte Schmerzen

Es scheint eine gewisse Lebenshaltung verbreitet zu sein – je nach Umfeld mehr oder weniger ausgeprägt – die da lautet: *Das Leben ist hart. Man muss sich deshalb innerlich abhärten.* Dieses „innere Abhärten" bedeutet aber meist, die feinere Schmerzempfindung systematisch zu ignorieren. In verschiedenen Situationen, in denen eine Schmerzempfindung in den feineren Schichten – ein Stocken, Drücken oder Zusammenziehen – zu erleben ist, bekommt man ein beherztes „Junge (oder Mädchen), da musst du durch!" zu hören. Gilt es, die Rücksichtslosigkeit eines anderen zu ertragen oder sich selbst rücksichtslos zu verhalten. Es tut irgendwo in einem weh, aber man sagt sich: *Da muss ich jetzt durch!* Damit wird eine Art *Abhärtung* in den feineren Schichten herbeigeführt, eine Desensibilisierung für die feinere Schmerzempfindung und auch für die feinere Wahrnehmung selbst – die doch eigentlich eine wertvolle Orientierung im Leben geben möchte.

Bei Menschen, die auf diese Weise „abgehärtet" sind, entsteht oft ein interessantes Verhaltensmuster: Sie suchen feinstoffliche Schmerzempfindungen geradezu auf. Das ist in gewissem Sinne auch verständlich: Wenn ein Körperteil, z. B. ein Arm allmählich taub zu werden scheint, wäre es eine natürliche Reaktion, den Arm zu zwicken, irgendeinen Schmerzreiz auszulösen, um in dem Moment zu spüren: *Aha, der Arm ist noch da, er fühlt noch, er gehört zu mir.* So ähnlich verhalten sich

Menschen häufig auch mit dem Feinstofflichen. Die Summe vieler überhörter feinstofflicher Schmerzempfindungen bringt eine zunehmende Gefühlstaubheit auf dieser Ebene mit sich. Und so erklärt es sich, warum manche Menschen Dinge wiederholt tun, bei denen andere in ihrer Umgebung möglicherweise sagen: „Warum tut er sich das schon wieder an? Er weiß doch, dass ihm das nicht gut tut!" Die Person weiß das möglicherweise selbst und verspürt dennoch den Drang, es zu tun, was auch immer die selbstschädigende Handlung sein mag, weil sie in dem Augenblick die feinstoffliche Schmerzempfindung – und somit sich selbst – kurzzeitig wieder mehr spürt. Da der Schmerz auf der Ebene stattfindet, die die Lebendigkeit eines Menschen ausmacht, fühlt die Person sich durch die Schmerzempfindung in diesem Augenblick wieder lebendig: *Aua, da bin ich ja wieder!*

Ein Beispiel aus der Praxis:
Eine Frau erzählte, immer wieder dieselbe schmerzhafte Situation in einer Partnerschaft zu durchleben. Der neue Partner verursache durch sein Verhalten schon wieder die gleichen Schmerzen wie die vorangegangenen Partner auch: Diese Unzuverlässigkeit, das übermäßige Trinken von Alkohol und das daraus folgende Verhalten, die anzüglichen Blicke und Sätze gegenüber anderen Frauen usw. Nachdem durch eine feinstoffliche Unterstützung bei der Frau die innere Ordnung wieder mehr hergestellt wurde, beschrieb sie eine für sie ungewohnte Leichtigkeit, Lebendigkeit und Wärme. Im Nachhinein wurde ihr deutlich, dass eine gewisse Härte und Schmerz Teil ihres Alltags geworden waren, als würde dies zum Leben dazugehören. Zeitnah war es ihr möglich aus dem genannten Muster in der Partnerwahl herauszukommen. Sie konnte sich aus der schmerzhaften Beziehung lösen und berichtete bald, nun eine für sie schöne Partnerschaft zu erleben, ohne den ihr bekannten Schmerz unbewusst wieder aufsuchen zu müssen.

Stress – das Miterleben von entstehender innerer Unordnung

Wie aus der Praxistätigkeit schon bekannt war, hat sich auch in der Rückenstudie bestätigt, dass Stress häufig im Zusammenhang mit den erlebten Rückenschmerzen erwähnt wurde.

Bei den Teilnehmern, bei denen die Rückenschmerzen innerhalb des Beobachtungszeitraums von sechs Monaten gelegentlich oder auch dauerhaft wiederkehrten, wurde am häufigsten eine bestimmte individuelle Stresssituation genannt, bei der sich der Schmerz wieder bemerkbar machte.

In dem Zusammenhang ist es wichtig zu fragen, wie Stress besser verstanden werden kann.

> Stress ist häufig etwas, das nicht nur unterdrückt oder besänftigt werden möchte, sondern er möchte auf etwas hinweisen, das erkannt oder verändert werden sollte.

Wie die Schmerzempfindung im physischen Körper, die vor Verletzung bewahren möchte, kann Stress als ein Schmerzsignal aus dem feinstofflichen Bereich verstanden werden, als ein Miterleben von entstehender innerer Unordnung.

Dabei ist das Erleben von Stress häufig eine Folge übergangener feinstofflicher Schmerzempfindungen. Der Stress ist dann aus feinstofflicher Perspektive nicht selbst die Ursache von Rückenproblemen, sondern ein Wegweiser zu einer Ursache. Er möchte auf etwas hinweisen, das bald zur Ursache von Rückenschmerzen werden könnte (oder dies bereits geworden ist). Dies ist der Prozess, in dem eine innere

Unordnung entsteht. Im Beispiel von einem Stein im Schuh ist Stress in diesem Fall nicht das erste Drücken des Steines am Fuß, sondern schon die Blase bzw. die Verletzung, die entstanden ist, weil die ersten Anzeichen nicht beachtet wurden.

Feinstoffliche Schmerzempfindungen, die leiseren Vorboten von Stress, können sich wie schon erwähnt zunächst als stockender Atem, als Druck in der Brust oder zunehmende innere Unruhe äußern. Werden diese ersten Signale überhört, kann ein Gefühl von Genervtheit oder Gereiztheit entstehen, oder auch Unbehagen oder Nervosität, darauf folgt der Stress. Und meist zeitversetzt werden dann Rückenschmerzen erlebt – z. B. bei einer *falschen Bewegung*: Man hebt (wie im nächsten Kapitel beschrieben) einen Koffer aus dem Auto und es treten unvermittelt Schmerzen auf. Später meint man dann – *Der Koffer, der war's. Seitdem habe ich Rückenschmerzen*. Die Ursache der Schmerzen wird auf das Heben oder die falsche Bewegung geschoben. Erfahrungsgemäß ist es aber oft so, dass das Heben nur der Moment ist, in dem sich eine schon vorhandene feinstoffliche Schwäche in Schmerzen ausdrückt.

So darf angenommen werden, dass Stress vielleicht deshalb so allgegenwärtig ist, weil er oft nicht richtig verstanden und gedeutet wird. Und weil die feinstofflichen Schmerzempfindungen, die leiseren Vorboten von Stress, die auf eine entstehende innere Unordnung hindeuten, meist überhört werden.

Stressursachen erkennen zur Prävention von Rückenschmerzen

Wenn Stress erlebt wird, ist es wichtig zu fragen, was dieser Stress einem sagen möchte. Was müsste ich tun oder ändern, damit der Stress aufhört?

Entsteht im physischen Körper ein Schmerz, ist der Umgang damit meist, seine Ursache schnell herausbekommen zu wollen, um Abhilfe zu schaffen. Bei Rückenschmerzen erweist sich das laut Statistik oft als schwer, denn – wie oben dargestellt – in 85% der Fälle sollen Ärzte für die Rückenschmerzen keine physische Ursache finden können. Wenn die innere Unordnung als mögliche Ursache mit einbezogen wird, können aus meiner Praxiserfahrung und Forschung viele Rückenprobleme erklärt und durch eine feinstoffliche Unterstützung auch behoben werden.

Die Ursache der Rückenschmerzen liegt oft weiter zurück oder hat sich im Laufe der Zeit aus vielen kleinen, alltäglichen Blockaden entwickelt. So ist eine augenblickliche Abhilfe oft nicht so einfach zu erreichen wie bei einem Stein im Schuh. Beim Stress als möglichem Vorboten von Rückenschmerzen ist das aber anders. Die Ursache liegt meist näher und kann schneller erkannt und behoben werden – auch bevor eine Blockade und ihre Folgen entstehen.

> So ist die Empfehlung für ein Leben mit mehr Energie und weniger Schmerzen: den Stress nicht zu erdulden und zu ertragen, bis z. B. der Rücken wehtut, sondern die Ursache von Stress zu erforschen und zu erkennen, sodass die Schmerzen vermieden werden können.

Aus der Rückenstudie:
Die Teilnehmer berichteten, nach den feinstofflichen Unterstützungen wieder einen Zugang zu sich bekommen zu haben und jetzt bewusster mitzubekommen, was ihnen gut tut oder schadet. Die feinstofflichen Schmerzempfindungen konnten deutlicher wahrgenommen werden und zugleich stieg der Impuls, auf diese zu hören. „Ich achte mehr auf mich", wurde berichtet. „Ich habe ein besseres Gespür, wann es zu viel

ist. Das macht sich sonst in Schmerzen bemerkbar." Oder: „Mehr Klarheit in Bezug auf eigene Grenzen", „ich kann mich besser abgrenzen und besser für mich sorgen während der Arbeit" und auch: „Ich lasse nicht mehr alles an mich ran". Ein Teilnehmer gab an, in Momenten, in denen er merkt, dass es ihm zu viel wird, oft Ruhepausen einzulegen und dass dadurch die anfänglichen Rückenschmerzen schnell wieder verschwinden würden. So ein achtsameres Verhalten, ein Hören auf die feinen Schmerzsignale und zugleich ein besseres Verständnis dafür, was zu innerer Unordnung im Alltag führt, kann eine gute Prävention gegen Rückenschmerzen sein.

Nach diesen Ergebnissen ist festzuhalten:
Die feinstoffliche Schmerzempfindung möchte einen vor innerer Unordnung bewahren, denn innere Unordnung kann Rückenprobleme, Erschöpfung und weiteres mit sich bringen.
Es gibt Menschen, die die feinstofflichen Schmerzempfindungen nicht mehr als Warnsignal wahrnehmen können oder denken, dass diese Schmerzempfindungen zum Leben dazugehören und sie diese deshalb auch immer wieder aufsuchen. Dieses Phänomen zeigt sich vor allem bei Menschen, bei denen eine relativ starke innere Unordnung vorhanden ist.
Nachdem eine feinstoffliche Unterstützung stattgefunden hat, kann eine erweiterte innere Ordnung eintreten. Die feinstofflichen Schmerzempfindungen können wieder zugeordnet und wieder als Hilfestellungen wahrgenommen werden, um erneute innere Unordnung zu vermeiden.
Das Ergebnis bestätigt sich auch bei den Menschen, die an der Rückenstudie teilgenommen haben: Die Rückenprobleme verschwanden und eine erweiterte Lebensqualität konnte wieder eintreten.

KAPITEL 5

Lebenssituationen – Wie entsteht innere Unordnung?

Bestimmte Lebenssituationen können zu Rückenschmerzen führen:

I. Schocksituationen

II. Narkose

III. Belastende Gespräche

IV. Energieabzug zwischen Menschen

V. Übernommene Belastungen

VI. Belastende und ungeordnete Lebenssituationen

Eine feinstoffliche Unterstützung kann helfen, die innere Ordnung wiederherzustellen. Ein bewussterer Umgang in diesen Situationen ermöglicht die innere Ordnung zu bewahren.

Der unerkannte Auslöser

Schmerzen im Rücken treten oft nach einer bestimmten Bewegung auf. So wird öfter vermutet: Es war der Koffer, das Kind, der Blumentopf, den ich falsch gehoben habe, dieser Ballwurf, jener Golfschlag, bei dem ich mich ungeschickt bewegt habe, oder „in der Nacht habe ich falsch gelegen". Aber wenn die feinere Ebene als Ursachenebene mit einbezogen wird, dann zeigt es sich meist, dass es in solchen Fällen einen anderen Auslöser gab, der eine Schwächung des Rückens verursachte. Die ungünstige Bewegung oder Position brachte nur die Schmerzen zum Ausdruck, deren Ursache einer ganz anderen Situation zuzuschreiben war.

Ein Beispiel:
Ein Elternteil hebt sein Kind hoch wie jeden Tag etliche Male, auch öfters in nicht so günstigen Körperhaltungen, und der Körper hat keine Schmerzen. Er hat sich also bislang nicht darüber beschwert. An einem anderen Tag wird das Kind wieder hochgehoben und der Rücken fängt an fürchterlich zu schmerzen. Es lag dabei nicht daran, wie das Kind gehoben wurde oder dass das Kind gerade an dem Tag das kritische Gewicht erlangt hatte, das der Rücken nicht mehr ertragen konnte. Wenn jetzt die feinstoffliche Betrachtung hinzukommt, kann man einen anderen Auslöser als Ursache erkennen: Es gab kurz vorher ein Telefongespräch, in dem ein heftiger Streit mit einem Familienmitglied stattfand. Im Moment des Hebens des Kindes waren das Gespräch und die Anspannung noch gegenwärtig und die Stimme der anderen Person klang noch in den Ohren.

Ein weiteres Beispiel:

Eine Person, die beruflich zwischen zwei Städten pendelt und dabei jedes Mal einen Koffer aus dem Kofferraum hebt, fährt nach Hause und hebt den Koffer zum hundertsten Mal aus dem Kofferraum – und plötzlich stechen Rückenschmerzen zu. Wurde der Koffer falsch herausgehoben? Aus der feinstofflichen Betrachtung kommt auch hier eine andere Ursache zutage: Auf dieser Fahrt kam es fast zu einem Auffahrunfall – der Fahrer musste plötzlich stark bremsen und es war geradezu spürbar wie das Auto hinter ihm mit voller Wucht auf ihn zuraste. Das auf ihn zukommende Auto konnte zwar noch rechtzeitig bremsen, jedoch schoss dem Fahrer in diesem Moment etwas von hinten wie eine Schockwelle in die Glieder. Dieser Moment vibrierte noch zu dem Zeitpunkt, als der Koffer aus dem Kofferraum gehoben wurde.

Das sind nur zwei Beispiele für ein Muster, das in der Praxis immer wieder beobachtet werden kann: Es kommt zu Rückenschmerzen, die scheinbar klar einer physischen Ursache zugeordnet werden können. Mögliche Ursachen in der feineren Ebene werden hier nicht in Betracht gezogen. Dabei ist es bildlich gesehen wie bei einem Eimer, dessen Henkel durchbricht, wenn Wasser eingefüllt und der Eimer hochgehoben wird. Der Henkel bricht nicht deshalb, weil das Wasser zu schwer ist, sondern weil er schon angeknackst war. Entsprechend war die Stelle im Rücken durch das belastende Gespräch, durch den Schreck des Beinahe-Unfalls anfälliger geworden. Es kam feinstofflich etwas in Unordnung, man könnte sagen: Es kam zu einer feinstofflichen Unterversorgung im Rücken.

Tipp: Umgang nach Spannungssituationen

Im Laufe des Tages können viele Situationen eintreten, in denen in den feineren Schichten etwas in Unordnung geraten kann. Gab es beim Laufen ein Umknicken und der Fuß schmerzt, nimmt man sich in der Regel Zeit und schaut, ob etwas Schlimmeres passiert ist oder ob der Schmerz wieder abklingt und der Fuß für den geplanten Weg weiter einsatzfähig ist.

Zu dem Beispiel mit dem Autofahrer: Hätte der Autofahrer nach dem Beinahe-Unfall bewusst eine Fahrpause eingelegt, hätten mit hoher Wahrscheinlichkeit die Problematik beim Koffer-Herausheben und die daraus entstehenden Rückenschmerzen vermieden werden können.

Ähnlich ist es bei dem Beispiel mit dem Kind: Statt nach dem Streitgespräch das Kind unmittelbar hochzuheben, hätte sich die Person lieber mit dem Kind einen Moment ruhig auf die Couch setzen und körperliche Belastungen vermeiden sollen. Dadurch wäre es auch hier mit hoher Wahrscheinlichkeit nicht zu den Rückenschmerzen gekommen.

Zusammengefasst kann gesagt werden: Wenn durch eine spezielle äußere Situation wie beim Autofahren oder nach einem Streitgespräch eine gewisse innere Anspannung gegeben ist, sollte man größere körperliche Aktivitäten vermeiden, bis sich die Anspannung gelegt hat.

Wenn innere Unordnung entsteht

Während innere Unordnung entsteht, geht dies meist mit einer fein-stofflichen Schmerzempfindung einher, die für den Menschen oft nicht leicht zuzuordnen ist. Es wird dann zum Beispiel gesagt: *Da ist etwas in mich reingefahren, da bin ich richtig zusammengezuckt.* Oder: *Ich war wie gelähmt, kurzzeitig kopflos, außer mir, völlig erschrocken.* Kurz darauf, wenn die innere Unordnung eingetreten ist, sagen Menschen: *Ich bin durch den Wind, innerlich zusammengefallen,* oder gar *zusammengebrochen, innerlich abwesend, neben mir stehend.* Die Konzentration auf die Gegenwart fällt schwer und die Gedanken kreisen immer wieder um einen Ort, eine Person oder eine Situation, mit der man auf einer feineren Ebene noch verbunden und beschäftigt ist. Diese Empfindungen haben auf der feineren Ebene eine Realität, die so ernst zu nehmen ist wie eine Verletzung des physischen Körpers.

Interessant dabei ist: Die Ursachen von Rückenproblemen sind oft nicht in der momentanen Situation (wie Kind hochheben, Koffer her-ausholen) zu finden, sondern es sind Situationen, die kurz zuvor statt-fanden, aber auch schon länger zurückliegen können. Es kann eine einzelne gravierende Situation gewesen sein oder eine Anhäufung von kleineren Situationen, die die Basis für die Anfälligkeit für Rückenpro-bleme bilden.

Lebenssituationen, die zu Rückenschmerzen führen können

I. Schocksituationen

In Situationen, in denen ein Schock durchlebt wird, entsteht eine Erschütterung und Störung in den feineren Schichten, die eine lang anhaltende innere Unordnung verursachen können. Schocksituationen können schwere Schicksalsschläge sein wie z. B. der plötzliche Tod eines nahestehenden Menschen, von einer Person oder einem Tier angegriffen zu werden oder eine lebensbedrohliche Situation. Ein häufig vorkommendes Beispiel für eine Schocksituation ist ein Unfall.

Wie habe ich die Möglichkeit zu erkennen, ob aus einer zurückliegenden Schocksituation noch innere Unordnung besteht?

Sofern eine Situation aus der Vergangenheit nicht mehr aus dem Kopf geht, oder diese Situation so lebendig ist, als sei sie gerade erst passiert, kann dies ein wichtiger Hinweis darauf sein, dass in dieser Situation eine Ursache für innere Unordnung und daraus resultierende Rückenprobleme besteht. Dies gilt insbesondere dann, wenn beim Erzählen davon oder bei der Konfrontation mit einer ähnlichen Situation die Emotionen in einer Intensität auftreten, als würde man alles gerade nochmals durchleben.

Auch längst überwunden geglaubte Schmerzen können dann wieder neu aufflammen oder zum dauerhaften Begleiter werden.

Tipp: Umgang mit emotionalen Erinnerungen

Wenn solch eine emotionale Erinnerung aufsteigt, ist es hilfreich, die Situation und die Emotionen kurz zu notieren.
Damit kann eine gewisse Distanz zu den Emotionen gewonnen werden, ohne dass sie einen überwältigen und Schmerzen
hervorrufen oder diese verschlimmern.
Das Erkennen der Ursache einer inneren Unordnung kann
der erste Schritt zu einer Besserung sein.

In meiner eigenen Praxistätigkeit sowie bei den Menschen, die nach
der *Göthertschen Methode* arbeiten, wurden sehr gute Erfahrungen bei
der Behandlung von Menschen gemacht, die unter den Folgen von
Schocksituationen oder traumatischen Ereignissen litten. Durch die
Unterstützung in den feineren Schichten besserten sich diese belastenden Symptome oder lösten sich zeitnah auf.
Dies bestätigte sich bei der Rückenstudie. Manche der teilnehmenden
Personen hatten die Rückenschmerzen mit einem traumatischen Ereignis oder einem Unfall in Verbindung gebracht, der in den meisten
Fällen mehrere Jahre oder gar Jahrzehnte zurücklag. Bei diesen Personen dürften die körperlichen Verletzungen eigentlich völlig verheilt
gewesen sein, aber die Schmerzen traten dennoch immer wieder auf.
Dies ist ein Hinweis darauf, dass die Schmerzen aus der entstandenen
feinstofflichen Verletzung infolge des Unfalls wahrgenommen wurden.
Bei diesen Personen konnte durch die feinstoffliche Unterstützung eine
längerfristige Besserung oder gar Schmerzfreiheit herbeigeführt werden. Eine Frau berichtete, dass sie *alte* Schmerzen im Nacken nach

einem lange zurückliegenden Unfall während des finewell Vital Zyklus wieder verstärkt wahrnahm. In den letzten beiden Terminen berichtete sie dann, dass der Schmerz sich aufgelöst habe und sich die Stelle beweglicher und entspannter anfühle. Eine andere Person kam mit Rückenschmerzen nach einem ca. 3 Monate zurückliegenden Unfall. Die Rückenschmerzen haben sich ebenso aufgelöst und die Person war laut eigenen Angaben auch nach einem halben Jahr weiterhin schmerzfrei.

II. Narkose

Ein für mich noch relativ neues Feld ist die Erforschung von Rückenschmerzen als Folge einer Vollnarkose.

In der Praxis zeigt sich jedoch immer wieder: Wenn eine Operation stattfindet und der Körper in einen Zustand der Vollnarkose versetzt wird – wie sinnvoll das auch sein mag, wenn der physische Zustand es erfordert – entsteht bei den operierten Menschen feinstofflich gesehen in der Regel innere Unordnung. Dies kann sich auch zeitversetzt über den physischen Körper bemerkbar machen und u. a. Rückenprobleme hervorrufen.

Die Betrachtung des feinstofflichen Zustandes des Menschen im Vergleich zum Zustand vor der Narkose macht deutlich, dass durch eine Vollnarkose fast immer neue feinstoffliche Blockaden entstanden sind.

Ich empfehle grundsätzlich den Menschen, bei denen anhand eines körperlichen Eingriffs eine Vollnarkose ansteht, vorher (für einen ungestörteren Ablauf der Operation) und vor allem nach dem Eingriff (zur Beseitigung der Blockaden) eine feinstoffliche Unterstützung in Anspruch zu nehmen.

III. Belastende Gespräche

Sowohl die ausgesprochenen eigenen Worte als auch gehörte Worte können zu Verletzungen in den feineren Schichten führen – beides kann zu innerer Unordnung beitragen und dadurch Rückenschmerzen hervorrufen.

Gespräche können Menschen belasten, bedrängen, verletzen und auslaugen. Sobald die feinstoffliche Betrachtung mit einbezogen wird, ist zu erkennen, dass zwischen den Menschen während eines Gespräches viel mehr abläuft als das Gespräch selbst.

Daher ist es nicht verwunderlich, dass während eines Gespräches eine feinstoffliche Schmerzempfindung oder sogar Stress entstehen können, die darauf hinweisen, dass dieses Gespräch bei den Beteiligten innere Unordnung verursacht.

Beispiele aus der Rückenstudie:

Einige Teilnehmer berichteten von solchen Stresssituationen, die im Gespräch mit anderen auftraten und erneut Rückenschmerzen auslösten. Eine Person berichtete von „Unruhe innerhalb eines Gesprächs, worauf Rückenschmerz und Erschöpfung wieder erlebbar wurden". Eine andere Person meinte: „Schmerzen treten auf bei Gesprächen, die mich emotional belasten." Eine Teilnehmerin spürte, etwas sei ihr in einem Gespräch „…in den Rücken geschossen, wie ein elektrischer Schlag." Ein weiterer Teilnehmer beschrieb, bei einem Streitgespräch würde etwas „…wie andocken und viel Kraft kosten. Danach waren die Rückenschmerzen wieder da."

Für solche Ereignisse gibt es eindeutige Erklärungen, sobald der Blick auf das Feinstoffliche gerichtet wird.

Belastende Gespräche – Angelogen werden

Viele Menschen kennen das Gefühl, während ihnen etwas erzählt wird: *Hier passt was nicht!* Es ist ein ungutes, stockendes Gefühl. Es ist eine Irritation, die sich unterschwellig bemerkbar macht, während auf der äußerlichen Ebene versucht wird, das Gespräch richtig zu verstehen. Der Verstand sagt: *Ja, das klingt alles plausibel,* aber innerlich wehrt sich etwas. Ein innerer Widerstand gegenüber dem Erzähler, der einen überzeugen möchte, baut sich auf. Die Worte fühlen sich an, als wollten sie eindringen. Innere Unruhe und Stress können die Folge sein. Dies sind die feinstofflichen Schmerzempfindungen, die einem sagen möchten: *Halt! Hier passt was nicht!*

Ein Beispiel aus der Praxis:
Eine Frau berichtete, sich nach einem Autokauf erschöpft und „neben der Spur" zu fühlen. Tätigkeiten gingen ihr schwer von der Hand und sie habe das Gefühl, eine Last mit sich herumzutragen. Rückblickend hatte sie während des Verkaufsgespräches ein ungutes Gefühl gehabt, ließ sich aber von der geübten Überzeugungskunst des Gebrauchtwagenhändlers zum Kauf bewegen. Nachträglich stellte sich bei einer Inspektion heraus, dass das Auto, das ihr laut Verkäufer als „unfallfrei und in einwandfreiem Zustand" verkauft wurde, Mängel aufwies, die aus mindestens einem Unfall stammen mussten.

Gesprochene Worte sind nur ein Teil, sozusagen die Kleidung einer Kommunikation. Daneben gibt es noch eine feinere Kommunikation. Diese feinere Kommunikation lässt sich nicht verfälschen und spielt sich auf der feineren Ebene des Menschen ab.

Wenn wir etwas hören oder erzählt bekommen, hören wir die gesprochenen Worte, die der Erzähler je nach Absicht wählt. Ob es eine Lüge ist oder eine Halbwahrheit – die Worte werden, auch wenn sie für den Erzähler beschwerlicher auszusprechen sind, ausgesprochen und somit kann der Zuhörer getäuscht werden. Die Kommunikation in der feineren Ebene aber, die immer parallel dazu stattfindet, lässt sich nicht verfälschen.

Wenn der Mensch etwas ausspricht, das nicht mit der feineren Kommunikation übereinstimmt, entsteht eine Spannung, eine Dissonanz zwischen dem Ausgesprochenen und dem Unausgesprochenen. Etwas fühlt sich dabei unangenehm an – Menschen sagen oft: *Da habe ich ein ungutes Gefühl bekommen.*

Im Beispiel des lügenden Autoverkäufers könnte der Mann wörtlich sagen: „Das Auto hier ist unfallfrei und in einwandfreiem Zustand." Dabei kommuniziert er gleichzeitig auf der feineren Ebene: *Das stimmt eigentlich nicht, das Auto hatte zwei Unfälle. Aber die Frau versteht bestimmt nichts von Autos und nimmt mir meine Worte hoffentlich ab.* Die Frau nimmt beide Kommunikationen wahr: die hörbare Kommunikation und die Kommunikation auf der feineren Ebene. Die Dissonanz zwischen den beiden Kommunikationen erzeugt das ungute Gefühl. Der Mensch, der in diesem Moment lügt, möchte nicht, dass die Frau ihr ungutes Gefühl mitbekommt und darauf hört. Er möchte nicht als Betrüger auffallen und will sein Ziel erreichen. So wendet er umso mehr Energie auf, z. B. in Form von Charme oder aggressiver Verkaufsrhetorik, um die Frau von ihrem Gefühl abzulenken und ihr die falschen Informationen aufzudrängen. Er legt z. B. nach: „Sie treffen hier eine gute Kaufentscheidung. Das Auto ist jeden Cent wert."

Die jahrzehntelange Forschung zeigt: Wir Menschen haben ein inneres Wissen davon, was richtig und wahr und was falsch und eine Lüge ist.

Aus der Praxis (Seminar):
In einer Gruppe wird von einer Person eine Geschichte erzählt, in der irgendwo eine Unwahrheit eingebaut ist. Die anderen Teilnehmer hören zu und beobachten ihre Wahrnehmungen und Empfindungen. Meist beginnt es genau zu dem Zeitpunkt für die Zuhörer unangenehm zu werden, wenn die Unwahrheit erzählt wird. Von stockendem Atem, dem Gefühl die Ohren zusperren zu wollen, bis hin zu körperlichem Unwohlsein wird vieles beschrieben. Auch nachdem die Geschichte erzählt wurde, bleibt dieses körperliche Unwohlsein weiter erlebbar. Erst nachdem die Lüge korrigiert und somit die innere Ordnung der Zuhörer wiederhergestellt wurde, schwindet dieses Unwohlsein augenblicklich.

Tipp: Innere Distanz bewahren

Nach einem Gespräch kann eine Belastung dann besonders stark sein, wenn der Gesprächspartner eine Unwahrheit erzählt hat. Die Belastung geschieht aber hauptsächlich durch die Art, wie mit Informationen normalerweise umgegangen wird. Es ist üblich, dass Menschen die Informationen, die sie bekommen, *als Wahrheit annehmen*. Sie werden also erst einmal ungefiltert aufgenommen. Feinstofflich gesehen ist das so, als würde man jedem, der anklopft, die Tür öffnen und ihn ins Haus hineinlassen. Manche würden aber gleich ins Haus einziehen oder das Haus übernehmen wollen. Das würde man als Hausherr nicht zulassen. Ähnlich sollte man auch das eigene *feinstoffliche Haus* behüten. Umso mehr, wenn das Gespräch eine gewisse eindringliche Qualität hat und man sich währenddessen innerlich zurückgedrängt fühlt.

Um sich weniger durch Gespräche belasten zu lassen und die innere Ordnung besser zu erhalten, ist es schon für viele Menschen hilfreich gewesen zu lernen, die Informationen nicht als Wahrheit anzunehmen. Das heißt, diese Information außen vorstehen und sie nicht in den eigenen inneren, feinstofflichen Raum hineinzulassen. Es bedeutet jedoch nicht, dass die Information nicht ernstgenommen werden sollte oder dass man sich über die Information nicht freuen darf. Wenn etwas erzählt wird, ist also eine innere Distanz beim Zuhören eine gute Voraussetzung, um die Information feinstofflich an ihrem Ort zu lassen und sich nicht damit zu belasten. Das Bewusstsein beim Hören ist dann: *Laut Aussage der Person soll das so geschehen sein.*

Wird der Inhalt des Gesprächs weitergegeben, hilft es, auch hier die Formulierung zu wählen: „Laut Aussage der Person soll es so gewesen sein" anstatt es mit einem „Es ist so!" zu zementieren. Menschen berichten, dass sie sich durch diese Bewusstmachung nach eindringlichen Gesprächen oder emotionalen Erzählungen innerlich nicht mehr so belastet fühlen.

Beispiel: Lüge in der Partnerschaft

In der Praxistätigkeit erlebe ich häufig, wie stark Menschen durch eine Lüge des Partners bezüglich eines sogenannten „Seitensprungs" belastet und beeinträchtigt werden. Oft ist die Lüge nicht böswillig gemeint. Im Gegenteil – sie denken, durch die Unwahrhaftigkeit den Partner vor Schmerz zu bewahren und wissen dabei nicht, dass eine Unwahrhaftigkeit im Endeffekt oft schmerzhafter sein kann als die Wahrheit. Es kam zum Beispiel eine Frau in die Praxis, die über Rückenprobleme, Antriebslosigkeit und ein Gefühl von Perspektivlosigkeit klagte. Sie hatte vor längerer Zeit ein auffälliges Verhalten zwischen ihrem Ehemann und einer gemeinsamen Bekannten beobachtet, was ihr ein sehr merkwürdiges Gefühl gab. Darauf hatte sie ihn zur Rede gestellt, ob er ein Verhältnis mit der Bekannten hätte. „Auf keinen Fall! Das bildest du dir nur ein!" habe er gesagt. „Du bist ja nur eifersüchtig!" Sie nahm diese Aussage an und versuchte sich zu beruhigen. Immer wieder musste sie an das Gespräch und die Verdachtsmomente denken, sie nahm es aber als Anlass, an ihrer Eifersucht zu arbeiten. Dennoch erlebte sie sich seit dem Gespräch zunehmend innerlich gelähmt und müde. Die Arbeit fühlte sich immer mühsamer an, sie zweifelte an sich selbst und im Rücken entwickelte sich ein drückender Schmerz. Nach dem Hinweis, dass sie auf ihre Wahrnehmung vertrauen sollte, und nach einer feinstofflichen Unterstützung, die die Blockade an der feinstofflichen Wirbelsäule lösen konnte, verschwand der Schmerz und die Lebensperspektive öffnete sich für sie wieder. Statt ihrer zunehmend gebeugten Haltung konnte sie wieder eine innere Aufrichtung erleben. Durch diese innere Klarheit und Aufrichtung hat sie dann ihren Mann nochmals mit der Situation konfrontiert. Darauf gestand er die Affäre. So wie sie berichtete, fanden sie mit dieser Klarheit eine neue Basis für die gemeinsame Ehe. Die Spannungen zwischen ihnen lösten sich auf und sie beobachtete, dass auch ihr Mann wieder viel ruhiger und ausgeglichener sein konnte.

Tipp: Der eigenen Wahrnehmung vertrauen

In uns Menschen gibt es ein inneres Wissen für das, was wahr und was falsch ist. Wenn eine Person lügt, möchte sie verhindern, dass man ihr *auf die Schliche kommt*, indem man auf sein inneres Gefühl hört, das einem die Unstimmigkeit mitteilt. Sie wird entsprechend Energie aufwenden, eine Erzählung z. B. besonders ausschmücken, damit bei einem der Zugang zu diesem inneren Wissen blockiert wird.

Es ist wichtig, in Gesprächen auf das eigene Gefühl zu vertrauen und nicht zuzulassen, dass die lügende Person – indem man die gehörten Worte über das eigene Gefühl stellt – den Zugang zu dem inneren Wissen verschüttet. Denn dies ist auch der Zugang zur eigenen Lebenskraft. Wenn man das zulässt, ist es nicht verwunderlich, wenn eine Blockade an der feinstofflichen Wirbelsäule entsteht und darauf Rückenschmerzen folgen. Hier kann es helfen, die innere Haltung zu haben: *Diese Person behauptet in ihren Ausführungen, es sei so. Innerlich erlebe ich aber etwas anderes.* Mit dieser inneren Haltung ist es möglich, in der eigenen inneren Ordnung zu bleiben, auch wenn das Gegenüber die Wahrheit verleugnet.

Eine Übung –
Der Zugang zum inneren Wissen

Wenn wir in uns ein übergeordnetes Wissen haben für das tatsächlich Wahre und Geschehene, dann stellt sich die Frage: Wie kann ich einen besseren Zugang zum inneren Wissen bekommen, sodass ich im Alltag weniger getäuscht und an der Nase herumgeführt werden kann?

Beim Zuhören – eine Einführung

Für diese Übung wird ein Gegenstand gewählt, der eine sehr eindeutige Farbe hat, zum Beispiel eine rote Serviette. Die Serviette liegt dabei gut sichtbar auf dem Tisch.
Eine andere Person spricht folgende Sätze laut aus, jeweils mit einer kurzen Pause von ca. zehn Sekunden, während der Gegenstand für beide im Blickfeld bleibt. Dabei wird zunächst ganz bewusst eine andere Farbe als „Rot" ausgesprochen.

- Die Serviette ist grün.
- Die Serviette ist blau.
- Die Serviette ist gelb.
- Die Serviette ist rot.
- Die Serviette ist schwarz.

Dann geht es darum zu beobachten: Wie fühlt es sich nach dem jeweiligen ausgesprochenen Satz in mir an? Der Verstand weiß,

welche Farbe nicht mit der Farbe der roten Serviette übereinstimmt. Jetzt ist es aber wichtig, darüber hinaus wahrzunehmen,
was bei den verschiedenen Aussagen in mir stattfindet.

Was ist im Körper wahrzunehmen? Wo ist bei der jeweiligen
Farbe etwas zu spüren? Ist ein Unterschied zwischen den Sätzen
zu erleben – insbesondere zwischen den falschen Farben und
der richtigen Farbe?

Die Empfindungen und körperlichen Wahrnehmungen, die
Menschen bei dieser Übung beschreiben, fallen recht ähnlich
aus. Wenn die falsche Farbe ausgesprochen wird, beschreiben
viele, eine Art inneres Sträuben zu erleben. Manche beschreiben
einen inneren Widerstand oder eine erlebte Wut. Oft wird bemerkt, dass der Atem stockt. Bei anderen fangen die Beine an
unruhig zu werden. Manche beschreiben einen inneren Druck,
den sie in sich spüren oder der sich bei Nennung der verschiedenen falschen Farben in verschiedene Körperteile verlagert –
mal in den Magenbereich, mal auf die Brust oder in den Kopf.
Manche sagen, der Blick vernebelt sich. Interessant ist, die eigene individuelle Empfindung mitzubekommen: *Was findet bei mir
statt? Wo nehme ich es wahr?*

Und wie fühlt es sich an, wenn die richtige Farbe genannt wird?
Hierbei beschreiben die Menschen oft eine deutliche Erleichterung, dass etwas Aufstrebendes, Leichtes, Ruhiges, Fließendes
zu erleben ist.

Diese Gefühle können zunächst sehr leise wahrnehmbar sein.
Dann gilt es, ganz vorsichtig hinzulauschen, nicht mit Willens-
kraft etwas wahrnehmen zu wollen, sondern auf ein feines inneres Gefühl zu achten, das ganz sacht aus dieser feineren Ebene
hervorkommt.

Die praktische Übung

Wer jetzt die Übung durchführen möchte, benötigt eine weitere Person. Die Wahl der Farben oder des Gegenstandes ist unwichtig, wichtig ist nur, dass der Gegenstand eine eindeutige Farbe hat. Es sollte mit einer falschen Farbe begonnen werden und irgendwann dazwischen – wann auch immer – die richtige Farbe genannt werden, danach mindestens noch einmal eine falsche.
Und los geht's zur Übung – jetzt wird z. B. die rote Serviette gewählt und dann sagt eine andere Person:

„Die Serviette ist grün."
10 Sekunden Pause, dabei inneres Wahrnehmen, dann z. B.:

„Die Serviette ist blau."
10 Sekunden Pause, dabei inneres Wahrnehmen:

„Die Serviette ist gelb."
10 Sekunden Pause, wiederum inneres Wahrnehmen:

„Die Serviette ist rot."
10 Sekunden Pause, erneut inneres Wahrnehmen:

„Die Serviette ist schwarz."
10 Sekunden Pause, inneres Wahrnehmen.

Und, hat es funktioniert? War bei den falsch benannten Farben ein Druck, eine Enge, ein stockender Atem oder Ähnliches erlebbar? Wenn eines oder mehreres zutraf, kann auch durchaus differenzierter hingespürt und gefragt werden: Wo im Körper war der Druck, die Enge zu spüren? Im Kopf, im Hals, in der Brust oder im Rücken? Und wie war es bei der richtig benannten

Farbe? Waren da auch ein Druck, eine Enge oder ein stockender Atem erlebbar? Das dürfte eigentlich nicht sein, wenn die Aussage mit der Gegebenheit, in dem Falle die rote Serviette, übereinstimmt.

Mit dieser Übung kann deutlich werden, wie es sich anfühlen kann, wenn eine Dissonanz zwischen dem außen Gehörten und dem inneren Wissen vorhanden ist.
Ist das Gefühl, das beim Hören der falschen Farben in einem entsteht, deutlicher geworden? Dann können die Fragen interessant sein: *Wie oft erlebe ich so ein Gefühl im Alltag? Wie oft werden mir die roten Servietten grüngeredet? Und wie kann ich besser darauf reagieren, dass ich nicht in die Irritation geführt werde?* Bei solch einem Gefühl ist die innere Distanz zu dem Gehörten umso mehr geboten (siehe Tipp: *Innere Distanz bewahren* auf S. 72).

Beim selbst Sprechen

Es ist auch möglich, die gleiche Übung alleine durchzuführen, d. h. man spricht dabei die Sätze selber aus. Ein Gegenstand mit genauso eindeutig erkennbarer Farbe wird gewählt, z. B. eine blaue Tasse. Die blaue Tasse steht in Sichtweite, und folgende Sätze werden laut ausgesprochen:

„Die Tasse ist rot."
10 Sekunden Pause, dabei inneres Wahrnehmen, dann z. B.:

„Die Tasse ist gelb."
10 Sekunden Pause, dabei inneres Wahrnehmen:

„Die Tasse ist weiß."
10 Sekunden Pause, wiederum inneres Wahrnehmen:

„Die Tasse ist blau."
10 Sekunden Pause, erneut inneres Wahrnehmen:

„Die Tasse ist orange."
10 Sekunden Pause, inneres Wahrnehmen.

Dabei wird das eigene Sprechen beobachtet und gleichzeitig auf die innere Empfindung geachtet. Wie fühlt es sich an, die falsche Farbe auszusprechen? Bei genauerem Hinspüren kann oft bemerkt werden, dass die falsche Farbe sich schwerer aussprechen lässt, die richtige dagegen leicht von den Lippen fließt. Dass bei der falschen Farbe die Stimme leicht stockt – „Die Tasse ist gggeelb" – dass einem quasi das Wort im Hals stecken bleiben möchte. Als ob eine „innere Ordnungspolizei" ein Stoppschild vor den Mund halten möchte, bevor das falsche Wort entwischt. Dann ist auch die Frage interessant: *In welchen Situationen kenne ich selbst dieses Gefühl beim Sprechen? Wie oft rede ich selbst blaue Tassen gelb?*

Belastende Gespräche – Wahrhaftigkeit

Nachdem bereits ausführlich über das Gefühl, belogen zu werden, gesprochen wurde, muss auch der Blick in die andere Richtung gewagt werden: Wie ist es, wenn ich selbst unwahrhaftig bin? Dieses Thema löst bei vielen Menschen sehr unangenehme Gefühle aus, denn so eine kleine Notlüge mag ja ziemlich nützlich sein, aber für die innere Ordnung kann sie sehr schädlich sein!

Das Lügen kann für alle Beteiligten so große Folgen haben, dass ich die Wirksamkeit des Lügens nicht genug betonen kann. Sehr oft kommen Menschen zu mir in die Beratung, die sich vom Allgemeinbefinden her in einem sehr schlechten Zustand befinden, u. a. mit dauerhaftem Stress, Rückenschmerzen, Erschöpfung etc. Es zeigte sich in zahlreichen Fällen, dass das Lügen im Leben dieser Menschen eine große Rolle spielte. Oft gab es eine *große Lebenslüge* – wie eine zweite Familie, eine Freundin und Kinder neben der bereits bestehenden Familie, die der Ehefrau und den Kindern verheimlicht wurde, wobei gleichzeitig die Freundin und deren Kinder ständig belogen wurden, um die erste Familie aufrechtzuerhalten. Oder eine Partnerschaft wurde aus gesellschaftlichen Gründen gegenüber der Familie und Freunden verheimlicht oder verleugnet.

Wird der zunächst sehr schmerzhafte Weg der Offenheit und Aufklärung gewählt, ist der Effekt auf das Leben eindeutig wahrzunehmen: Die Beschwerden verschwinden plötzlich und die Lebensqualität kehrt zurück. So wird deutlich, wie stark sich das Lügen auf die innere Ordnung und damit auf das Leben der Beteiligten auswirken kann.

Solche Wirksamkeiten zeigen sich übrigens auch schon bei kleineren Lügen.

Das Lügen, und vor allem das Aufrechterhalten einer Lüge, kann sehr viel Stress erzeugen. Nicht umsonst wird bei einem Lügendetektor u. a.

der Stress eines Menschen beim Lügen registriert: *Hoffentlich merkt man nicht, dass ich lüge! Und wenn doch? Wie kann ich das verhindern? Und wem habe ich jetzt was gesagt?* Dies sind mögliche Gedanken, die beim Lügen entstehen. Der Stress aber, der dabei entsteht, ist eine feinstoffliche Schmerzempfindung, denn es entsteht dabei meist eine innere Unordnung. Diese wirkt sich auf den natürlichen Fluss der Lebenskräfte aus, vergleichbar wie wenn jemand auf einem Wasserschlauch steht und sich fragt, warum der Wasserfluss jetzt gerade stockt.

Ist es nicht auch ein unangenehmes Gefühl, wenn man zu jemandem, dessen Besuch gerade unerwünscht ist, am Mobiltelefon sagt: „Ich bin gerade nicht zu Hause", während man auf dem Sofa sitzt und fernsieht? Entsteht dabei nicht ein Stocken im Hals oder ein komisches, mulmiges Gefühl im Bauch? Wenn sich das unangenehm anfühlt, dann ist das letztendlich gut! Es bedeutet, dass die feinstoffliche Wahrnehmung nicht ganz durch die innere Unordnung zugeschüttet ist, dass also die feinstoffliche Schmerzempfindung noch funktioniert. Es ist vielleicht schwerer zu sagen „Ich bin zwar zu Hause, möchte aber gerade nicht gestört werden." Dafür entsteht durch diese wahrheitsgemäße Aussage keine innere Unordnung und die eigenen Lebenskräfte können ungehindert weiterfließen und letztlich kann somit Rückenschmerz vermieden werden. Auch kleine Notlügen können in der Summe einen nachhaltigen Effekt mit sich bringen, genauso wie viele Stöckchen, Äste und Stämme zusammen einen Fluss stauen können.

Es wird manchmal behauptet, dass es für die Karriere förderlich ist, wenn ein Kind gut lügen lernt, aber im Hinblick auf die innere Ordnung ist dies ganz und gar nicht förderlich. Manche Menschen sagen: „Ich kann aber lügen – ich tue es oft und merke dabei keinen negativen Effekt!" Aus der Perspektive der inneren Unordnung ist dies auch verständlich. Es lässt sich vergleichen mit einem Wohnzimmer, das schon stark zugemüllt ist. Da fällt eine weitere Mülltüte kaum auf. Einer Person in diesem inneren Zustand fällt auch die Differenzierung von Lüge und Wahrheit eher schwer. Wenn der eigene Zugang zum inneren Wissen durch das Lügen so zugeschüttet ist, ist man auch umso anfälliger, von anderen Menschen getäuscht zu werden. Auf feinstofflicher Ebene ist es so, dass durch zunehmende innere Ordnung die Sensibilität wächst für das, was einem gut tut oder schadet und für das, was stimmig ist und was nicht. Je aufgeräumter das Zimmer ist, desto mehr stört es, wenn Müll hineingetragen wird. Und dann wird umso deutlicher, wie wichtig die Wahrhaftigkeit für das eigene Wohlempfinden ist.

Tipp: Eine Aussage zurücknehmen

Ein Gespräch kann auch als belastend erlebt werden, wenn von einem selbst eine Unwahrheit ausgesprochen wird. Auch ein verbaler Angriff, der von einem selbst ausgeht, kann innere Unordnung auf beiden Seiten mit sich bringen.

Die gegenseitige Belastung kann aufgelöst werden, indem eine Aussage zurückgenommen und gegebenenfalls korrigiert wird. Kinder sagen öfters, wenn sie von jemandem beleidigt werden: „Nimm das zurück!" Sie spüren, dass das Zurücknehmen einer Aussage eine feinstoffliche Wirkung hat. Durch das Aussprechen von: „Ich nehme diese Aussage zurück." kann eine sofortige Erleichterung eintreten. Die entstandene feinstoffliche Schmerzempfindung kann sich auflösen. Manchmal ist auch eine Entschuldigung angebracht, die ebenfalls eine ordnende Wirkung hat, sofern sie ernst gemeint ist.

IV. Energieabzug zwischen Menschen

In der Rückenstudie berichtete eine Frau: „In letzter Zeit ist es mir sehr gut gegangen. Die Rückenschmerzen waren fast weg und ich konnte sogar flink und beweglich zur Musik tanzen, bis ich gestern ein Streitgespräch mit meiner Schwester hatte. Sie hatte bei dem Gespräch wieder einen ihrer cholerischen Ausbrüche. Da hat etwas wie angedockt und mich sehr viel Kraft gekostet. Seitdem sind die Rückenschmerzen wieder da." Während der darauf folgenden feinstofflichen Unterstützung lösten sich die Schmerzen wieder auf. Sie meinte während des Termins, sich an einen ähnlichen Streit mit der Schwester sieben Jahre davor zu erinnern, bei dem diese Schmerzen zum ersten Mal auftraten.

Bei Gesprächen zwischen zwei Menschen kann oft beobachtet werden, dass die eine Person gestärkt aus dem Gespräch hervorgeht, während die andere Person vom gleichen Gespräch geschwächt wird.
Das Erlebnis, sich nach einem Gespräch ausgelaugt und ausgesaugt zu fühlen, dürfte vielen Menschen bekannt sein.
Warum kommt es immer wieder zu einem solchen Energieabzug? Innere Unordnung, d. h. eine Störung des natürlichen Energieflusses oder eine Blockade in den feineren Schichten des Menschen bewirkt u. a., dass die natürliche Versorgung der feineren Schichten gestört wird.
Es kommt zu einer Unterversorgung, man könnte sagen: zu einem *Mangel an Lebensenergie*. Die eigene Lebensenergie steht nicht oder nur eingeschränkt zu Verfügung.
Dieses Defizit an Lebensenergie treibt Menschen, die solch einen inneren Hunger erleben, auf die Suche nach *feinstofflicher Ersatznahrung*. Diese Ersatznahrung beziehen sie über den Energiehaushalt der Mitmenschen.

Wenn in einem Gespräch Anstrengung, Genervtheit und Stress entstehen, kann es sein, dass diese feinere Schicht von einem gerade ruft: *Hilfe, mir wird Energie entzogen!* Weitere Anzeichen dafür sind, dass man eine Person, die einem so richtig auf die Nerven geht, am liebsten abwimmeln würde oder sich ganz aus dem Gespräch herausziehen möchte. Im Feinstofflichen kann auch eine Abwehrhaltung gegenüber so jemandem entstehen mit der Folge einer körperlichen Anspannung, die wiederum Rückenprobleme begünstigt.

Wahrscheinlich ist es doch anders zugegangen als in der kleinen Geschichte, die jetzt folgt: Menschen, die in der Steinzeit lebten, hatten mehr oder weniger jeder eine große Keule in der Hand. Sie schlugen sich gegenseitig auf die Köpfe und nahmen sich die physische Nahrung weg, um sich zu ernähren. Am nächsten Tag wunderten sie sich, warum sie Kopfschmerzen hatten. Würden sie jetzt versuchen, ihre Kopfschmerzen zu beseitigen oder analysieren, woher die Kopfschmerzen kommen, würden sie feststellen, dass der Kopfschmerz als Ergebnis des Kampfes um die Nahrung entstand – aber wie gesagt: Wahrscheinlich war es ganz anders…

In der heutigen Gesellschaft mit materiellem Überfluss ist es feinstofflich gesehen ähnlich. Indem eine feinere Schicht des Einzelnen keine ausreichende natürliche Versorgung bekommt und somit einen existenziellen Mangel erfährt, wird zur feinstofflichen Keule gegriffen und irgendwie und irgendwo bei anderen Menschen zugeschlagen, um die notwendige feinstoffliche Ersatznahrung zu bekommen. Wenn wir beginnen würden zu analysieren, woher z. B. die Rückenschmerzen kommen, würden wir feststellen, dass sie sehr oft als Ergebnis des Kampfes um die Ersatznahrung entstehen.

Es ist zu beobachten, dass das Beschaffen von Ersatzenergie einen großen Teil unseres täglichen Handelns einnimmt.

Eine wirksame Strategie, um anderen Energie abzuziehen, ist Recht zu haben. So lässt sich z. B. erklären, warum manche Menschen immer wieder in die Situation kommen, unbedingt Recht haben zu müssen. Es geht da oft nicht mehr um die Fakten oder die Situation selbst. Es kann kommen, was will – Recht zu haben ist das große eigentliche Ziel. Wenn zwei Personen in einem Gespräch sind, bei dem es nicht mehr um das Thema geht, sondern nur darum Recht zu haben, ist zu sehen, dass derjenige, der letztendlich gewinnt, größer und energievoller aus dem Gespräch geht. Wer den Disput verloren hat, geht eher geschwächt aus der Situation. Das kann wiederum Rückenschmerzen hervorrufen.

Recht haben aus verschiedenen Perspektiven

Es gibt verschiedene Perspektiven, aus denen man ein Thema betrachten kann, wobei keine falsch oder richtig sein muss.
Eine kleine Geschichte kann dies verdeutlichen:
Eine Maus, eine Ameise und ein Eichhörnchen haben einen Elefanten gesehen. Nun berichten sie sich gegenseitig davon, wie der Elefant aussieht.
Die Maus, die ihn von unten gesehen hat, erzählt: „Der Elefant besteht aus vier dicken Säulen, die sich bewegen. Das ist sehr gefährlich. Das Gewölbe, das die Säulen verbindet, ist so riesig, dass kaum Sonnenlicht zu sehen ist."
Die Ameise hatte sich auf dem Rücken des Elefanten bewegt und widerspricht der Maus: „Du kannst unmöglich den Elefanten gesehen haben. Ich bin auf ihm gewesen und habe keine Säulen entdeckt. Der Elefant ist wie ein großer Hügel, überall bewachsen von hartem Gestrüpp."

Das Eichhörnchen beschreibt ihn von einem Baumwipfel aus:
„Ich weiß nicht, wovon ihr sprecht. Ein Elefant sieht ganz anders aus. Er hat einen eigenartigen Kopf mit einer festgewachsenen Schlange und zwei riesigen Ohren."
Wer hat jetzt wohl Recht?

Wenn ein Mensch im Gespräch unbedingt, fast schon mit aller Macht, Recht haben will, geht es meist bei ihm nicht mehr um den Inhalt des Gespräches, sondern in der Regel darum, dass der Mensch unter feinstofflicher Unterversorgung leidet – er ist feinstofflich gesehen am Verhungern und versucht irgendwie von seinen Mitmenschen Ersatznahrung zu bekommen. Deshalb wandelt sich das Gespräch meistens dahingehend, dass es nicht mehr um die Situation an sich geht, sondern um das Recht-haben-Wollen.

Wer sich nach einem solchen Gespräch ausgelaugt und ausgesaugt fühlt, kann davon ausgehen, dass der Gesprächspartner einen großen feinstofflichen Hunger hatte. Nach einem Tag, an dem mehrere Menschen in der Umgebung einem im Feinstofflichen immer wieder Energie entzogen haben, fühlt man sich oft ziemlich geschafft.

So wird verständlich, warum einen das eine oder andere Gespräch übermäßig viel Kraft kosten kann. Diese Beschaffung von Ersatznahrung ist so verbreitet, dass man sagen kann, sie ist zu unserer Hauptbeschäftigung, zu einem Lebenselixier unserer Kultur geworden. Bereits von klein auf hat fast jeder Mensch Strategien entwickelt, um von den Mitmenschen Ersatznahrung zu ergattern – sei es mit einer Extraportion Aufmerksamkeit, ob positiv oder auch negativ, der Freude daran, andere zu ärgern, oder durch Jammern, vorgetäuschte Hilflosigkeit, dauerndes Zuspätkommen in Verbindung damit die Wartenden mit

Entschuldigungen zu überhäufen, nach Komplimenten zu fischen, zu lästern, verbale Duelle und Angeberei zu nutzen… Die Strategien sind so bunt und unterschiedlich wie die Menschen selber. Was ähnlich bleibt, ist das nervige, stressige Gefühl, wenn es jemandem gerade gelingt, Energie von einem abzuziehen.

Als Folge davon können Rückenschmerzen auftreten.

Tipp: Energieraub erkennen

Um weniger anfällig für Energieabzug zu sein, kann es schon helfen, rechtzeitig zu erkennen, dass ein Mensch die Absicht verfolgt einem Energie zu rauben. Würde z. B. jemand im Haus herumschleichen mit der Absicht, aus dem Kühlschrank einen Kuchen zu stehlen und der Hausbesitzer ertappt ihn dabei, müsste der Dieb ziemlich dreist sein, wenn er den Kuchen trotz Beobachtung zu erbeuten versuchte. Und so können es Menschen auf feinstofflicher Ebene wahrnehmen, wenn ihr Gesprächspartner sie beim Energieraub ertappt. Oft fällt das Gespräch, in dem es nicht um die Sache geht, sondern darum, Energie zu bekommen, in sich zusammen oder nimmt eine sachlichere Richtung. Ist dies nicht der Fall, kann ein kleiner Hinweis helfen: „Bleiben wir doch bei der Sache!"

Auf feinstofflicher Ebene ist immer wieder zu beobachten: Für das, was jemand regelmäßig anderen Menschen antut, ist er auch selbst anfällig. Das heißt: Raube ich feinstofflich gesehen regelmäßig bei anderen den Kühlschrank aus, brauche ich mich nicht zu wundern, wenn andere bei mir auch öfters den Kühlschrank plündern.

Feinstoffliches Anzapfen

In einem noch gravierenderen Fall kann es sein, dass eine Person nicht nur Zugang zu den feineren Schichten eines anderen bekommt, sondern direkt an der feinstofflichen Wirbelsäule Zugang findet. Diese direktere Form von Energieabzug kann den Betroffenen enorm viel Kraft kosten, im Rücken unmittelbar wirken und sehr schmerzhaft sein. Solch ein *feinstoffliches Anzapfen* an der feinstofflichen Wirbelsäule geschieht nicht so häufig wie der alltägliche, „harmlosere" Energieabzug, der gerade beschrieben wurde. Am häufigsten geschieht es unter Angehörigen wie z. B. Geschwistern, die durch den familiären Hintergrund feinstoffliche Verbindungen zueinander haben, oder zwischen sich nahestehenden Menschen. Oft kennen sie sich recht gut und wissen auch, wo die Schwachstellen des anderen sind, mag der Zugang über Vorwürfe, Schuldzuweisungen oder allgemeine persönliche Angriffe geschehen.

Dass es jemandem gelungen ist, auf diese Weise Kraft zu rauben, macht sich meist mit einem stechenden Schmerz im Rücken bemerkbar. Dann kann sprichwörtlich gesagt werden: *Sie/Er ist mir in den Rücken gefallen.*

Aus der Praxis:
Ich erlebe öfters Menschen, die mit Rückenschmerzen zu tun haben und bei denen es sich zeigt, dass ihnen manchmal über Jahre hinweg auf diese beschriebene Weise Energie entzogen wurde. An der feinstofflichen Wirbelsäule zeigen sich dann die verletzten Stellen, an denen der Energieabzug stattfand. In solchen Fällen kann der Rückenschmerz durch eine feinstoffliche Unterstützung meist schnell behoben werden und darüber hinaus steht der betroffenen Person auch ihre Lebensenergie wieder in größerem Umfang zur Verfügung.

V. Übernommene Belastungen

Bildhaft beschrieben kann der Mensch auf feinstofflicher Ebene so angesehen werden, als trage jeder einen Rucksack mit sich herum. Bleibt der Rucksack leer, bewegt sich der Träger leicht und unbeschwert und hat seine eigene Kraft zur Verfügung. Durch einschneidende oder auch ganz alltägliche Situationen kann etwas in den eigenen Rucksack gelangen. Man kann selbst als *Sammler* unterwegs sein oder ein anderer kann einen fremden Rucksack – manchmal unauffällig, manchmal offensichtlich – öffnen und etwas hineinstecken. Im Laufe des Lebens kann sich der Rucksack so mit schweren und auch sehr unbequemen Dingen füllen. Man fühlt sich belastet und schleppt sich durch das Leben. Oft kann es den Menschen angesehen werden, dass sie an einer solchen feinstofflichen Last zu tragen haben. Es ist daher auch nicht überraschend, wenn der Rücken schmerzt.

Wenn jemand käme, der einen physisch schweren Rucksack mit allerlei fremden Besitztümern mit sich herumschleppt und dabei sagt: „Ich bin so erschöpft und habe solche Rückenschmerzen!", würde man antworten: „Das ist ja auch kein Wunder!", weil man sieht, welche Last er mit sich trägt.

Das Gefühl, eine Last mit sich zu tragen, sich selbst fremd vorzukommen, in sich keinen Platz zu verspüren, kann also ein Indiz dafür sein, dass etwas feinstofflich Fremdes bei einem eingedrungen ist. Dann ist es auch verständlich, wenn sich Menschen in der eigenen Haut nicht mehr wohlfühlen. Auch Personen, die z. B. Opfer von Gewalt, Übergriffen oder Überfällen wurden, berichten, dass nach solch einem Ereignis ein negatives Grundempfinden eintrat. Auch über gezielte Manipulationen wie z. B. durch Werbung kann Fremdes in den eigenen feinstofflichen Raum eindringen. Ist der feinstoffliche Raum mit Fremdem belegt, wird dies als Last empfunden. So kann sich im Laufe des Lebens eine große Last ansammeln, bis sie wie ein voller, schwerer Rucksack den Rücken belastet. Feinstofflich betrachtet ist bei sehr vielen Menschen eine Ansammlung von feinstofflich fremden Bereichen am Rücken zu beobachten, d. h. viele Menschen schleppen einen viel zu vollen Rucksack mit sich herum.

Es war mir wichtig zu verstehen, durch welche Situationen und Ereignisse der Rucksack gefüllt wird und wie es möglich sein kann, Menschen von der angesammelten Last zu befreien. Des Weiteren war es mir wichtig zu erforschen, wie jeder Einzelne sich selbst *den Rücken frei halten* kann und was er tun kann, um den eigenen Rucksack zu erleichtern. Aus diesen Ergebnissen wurde ein Konzept entwickelt, das erfolgreich angewandt und vermittelt wird.

Übernommene Emotionen

> Feinstofflich betrachtet sind Emotionen wie Trauer, Wut, Aggression etc. etwas Substanzielles, etwas was spürbar, und vor allem auch übertragbar ist. Daher können sie belasten, zu innerer Unordnung führen und Rückenprobleme auslösen.

Menschen in helfenden Berufen, z. B. Altenpfleger, Krankenschwestern, Ärzte oder Sozialarbeiter, berichten häufig, viel Stress in ihrem Berufsalltag zu erleben, an Rückenproblemen zu leiden und besonders bezüglich Erschöpfung und Burn-out gefährdet zu sein. Sie schildern emotional belastende Situationen in ihrem Berufsalltag. Doch wie entstehen emotionale Situationen und Gespräche, die zur Last werden? Menschen haben die Sensibilität, die Emotionen anderer wahr- und aufzunehmen, können diese fremden Emotionen dann aber oft nicht mehr von eigenen Emotionen unterscheiden. Sobald jedoch eine fremde Emotion aufgenommen und für die eigene Emotion gehalten wird, entsteht das eigentliche Problem: Die fremde Emotion wird zur eigenen gemacht, festgehalten, geradezu festgebunden und es entsteht innere Unordnung. Somit liegt nahe, dass die allermeisten belastenden Emotionen, die von Menschen empfunden werden, im Ursprung nichts mit ihnen und ihrem eigenen Erleben zu tun haben, sondern Ausdruck innerer Unordnung sind.

Ein Beispiel: Ist eine Person traurig und ein anderer spürt diese Trauer und meint fälschlicherweise „Ich bin traurig", übernimmt er die fremde Emotion und macht sie sich im wahrsten Sinn zu eigen. Weil es eine fremde Emotion ist, wird sie zur Belastung. Sie wirkt bildlich gesprochen wie ein Stein, den jemand sich in den eigenen Rucksack packt. Die Person hat die Last von einer anderen Person übernommen, ohne dabei unbedingt dem anderen eine Last abgenommen zu haben. Diese Form von *Mit-Leid* hilft der anderen Person wahrscheinlich nicht. Hilfreicher wäre es, wenn bei der Person, die helfen möchte, der eigene Rucksack nicht unnötig belastet würde, d. h. wenn die eigene innere Ordnung bestehen bleibt. Dann steht die eigene Kraft zur Verfügung, um einem anderen Menschen besser beistehen zu können. Will man also dem anderen *den Rücken stärken*, sollte der eigene Rücken dabei stark bleiben.

Aus der Praxis:
Es kommt häufig vor, dass das Leid eines Familienmitgliedes oder eines Freundes von jemandem übernommen wird, sodass im Endeffekt diese Person innerlich Ähnliches erleidet.

Eine Frau klagte über Stress und Gefühle von Unmut und Bedrücktheit bei der Arbeit. Feinstofflich betrachtet zeigte sich, dass sie die Empfindungen ihres Sohnes übernahm, der gerade große Probleme in der Schule hatte. Täglich sei zu erleben, wie eine dunkle Wolke um ihn sei, wenn er von der Schule zurückkehre, was die Atmosphäre im Haus verändere. Die Mutter hatte das Leid des Sohnes mitempfunden, sich zu eigen gemacht und dann in ganz andere Bereiche hineingetragen und auf diese projiziert.

Ähnlich erging es einer anderen Frau, die einen längeren Besuch von ihrer depressiven Schwägerin erhielt. Sogar ihr Chef soll sich besorgt nach ihrem Wohlbefinden erkundigt haben, so bedrückt und mitgenommen sah sie während des Besuches der Schwägerin nach kurzer Zeit aus. Sie beschrieb, sich von bedrückenden Gefühlen und Gedanken verfolgt zu fühlen. Ihre Leistungsfähigkeit nahm ab und sie begann, die Arbeitsstelle als Verursacher *ihres* Leids anzusehen. Eines Nachts schrieb sie einen langen, verwirrten Brief an ihren Chef, in dem sie ihre Kündigung ankündigte. Glücklicherweise reiste die Schwägerin am nächsten Morgen ab, sodass der Brief nicht abgeschickt wurde und es nicht zu der Kündigung kam. Die Frau erzählte, wie sie sich auf der Rückfahrt vom Flughafen wie befreit gefühlt und sich gefragt hätte: „Wie konnte mir das passieren? Das ist doch nicht mein Leben!"

Tipp: Differenzieren zwischen eigenen und übernommenen Emotionen

Im Physischen würde man bei einem unangenehmen Geruch auf dem Gehweg kurz abchecken, ob ein „Hundehaufen" in der Nähe zu sehen ist oder ob gewisse Spuren bereits an den eigenen Schuhsohlen kleben. So kann auch eine Emotion wie ein *feinstofflicher Geruch* wahrgenommen und ihr Ursprung genauso kritisch hinterfragt werden.

Insbesondere dann, wenn eine Emotion einen besonders stark wie eine Welle überrollt oder sich eine Emotion bedrückend und erschwerend anfühlt, kann dies ein Anzeichen dafür sein, dass etwas Fremdes wahrgenommen wird. Anstatt diese Emotion auszuleben – z. B. durch einen Wutausbruch oder Tränen – macht es Sinn, kurz innezuhalten und sich die Frage zu stellen: „Hängt das, was ich in der momentanen Situation gerade erlebe (Traurigkeit, Wut, Ungeduld oder anderes), mit mir selbst zusammen? Oder nehme ich etwas von außen wahr?" Gewöhnlich gehen die Menschen ja davon aus, dass die erlebten Emotionen auf jeden Fall die eigenen sind. In der Betrachtung des Feinstofflichen zeigt sich aber, dass dies eher selten der Fall ist und dass die Unterscheidungsfähigkeit auf diesem Gebiet als wichtige Voraussetzung für die innere Ordnung erst gelernt werden muss.

Hier geht es also um die bewusstere Wahrnehmung des eigenen Befindens. Im Physischen können die meisten Menschen ganz selbstverständlich unterscheiden, ob ein anderer Mensch Schmerzen hat, die nur miterlebt werden, oder ob es eigene Schmerzen sind. Auf feinstofflicher Ebene ist diese Unterscheidungsfähigkeit bei aufbrausenden Emotionen nicht so selbstverständlich.

Durch eine differenzierte Betrachtung und die Fragen *Ist es meine eigene Emotion? Gehört diese Emotion zu mir?* bzw. *Ist es eine fremde Emotion? Gehört diese zu jemand anderem?* ist es möglich festzustellen, ob diese Emotion die eigene ist. Wenn es nicht die eigene Emotion ist, macht es eigentlich wenig Sinn, sie auszuleben.

Menschen, die diese Fragen in entsprechenden Situationen gestellt haben, berichten, dass sie allein über die Fragen eine Erleichterung spürten und die Emotionen sie nicht mehr so attackiert oder belastet hätten.

Fallbeispiel aus der Rückenstudie:
Ein Mann, der als Facharzt für psychosomatische Medizin tätig ist, erzählte, dass er seit Beginn seiner Tätigkeit an einer psychosomatischen Klinik jedes Jahr etwa zweimal einen „Hexenschuss" bekommen hätte. Wenige Stunden nach einem besonders schwierigen Patientengespräch musste er wegen extremer Rückenschmerzen und Bewegungseinschränkungen in die Notaufnahme gebracht werden. Es folgten drei Wochen Klinikaufenthalt und zwei Wochen Reha, die eigene Berufstätigkeit wurde ein Jahr lang wegen der Rückenbeschwerden auf die Hälfte reduziert. Im Rückblick erzählte er über den Zusammenhang seiner Rückenschmerzen: „Es wurde mir klar, dass ich manche Prozesse in der Arbeit nicht gut abschließen konnte, mir vieles zu nahe ging und ich die Distanz zu den Patienten nicht wahren konnte. Vieles blieb mir am Körper hängen. Das zeigte sich als Schweregefühl und Freudlosigkeit, sogar in Richtung Depression." Vor dem ersten Termin des finewell Vital Zyklus waren die Schmerzen zwar reduziert, aber auf der Skala von 0–10 noch bei 7 eingestuft. Wegen der Bewegungseinschränkungen und Schmerzen versuchte er körperliche Aktivitäten und vor allem das Bücken weitgehend zu meiden. Er beschrieb ein Gefühl von Schwere und Abkapselung. In den Behandlungsnotizen stand zu dem Zustand der feineren Schichten, dass diese überdurchschnittlich stark zusammengedrückt und belegt seien und dass diese Belastungen von außen einen starken Druck auf die feineren Schichten ausüben würden. Während der feinstofflichen Unterstützung konnten sich viele dieser Belastungen lösen. Nach dem fünften und letzten Termin waren die

Schmerzen auf Stufe 1 zurückgegangen. Er schrieb: „Der Körper fühlt sich leichtfüßiger an, weniger belastet und wesentlich weniger schmerzbehaftet. Beim Gehen und besonders beim Rennen ist eine vorher jahrelang nicht mehr gespürte Leichtigkeit erlebbar." Sein Lebensgefühl beschrieb er mit „mehr Vitalitätsgefühl, Freudigkeit und geistige Präsenz". Nach sechs Monaten berichtete er, dass manchmal nach belastenden Patientengesprächen in der Klinik noch Schmerzen auftreten würden, jedoch nur noch selten: „Die Ursachen bzw. Auslöser werden bewusster und die Schmerzen können durch Aufschreiben der Situation, achtsames Bewegen und Vermeiden von Überlastung bald aufgelöst werden."

VI. Belastende und ungeordnete Lebenssituationen

Aus der Praxis:
Ein Mann klagte über plötzlich auftretende intensive Rückenschmerzen, die in Verbindung mit stark auftretenden Emotionen zu erleben seien. Diese Emotionsausbrüche traten immer wieder in Verbindung mit dem Thema Geld auf – entweder als Existenzängste oder als Gefühl, dass andere ihn betrügen oder ausnutzen würden. Es stellte sich heraus, dass er angefangen hatte von Kunden Schwarzgeld zu kassieren. Daraus entstand eine innere Unordnung und eine Blockade an der feinstofflichen Wirbelsäule, die wiederum starke Rückenprobleme zur Folge hatte. Diese innere Unordnung durch sein „unordentliches" Handeln spiegelte sich in den Reaktionen, die er auf ähnliche äußere Situationen zeigte – die Wut und die Angst, zu kurz zu kommen oder betrogen zu werden, weil er selbst Ähnliches vollzog. Nachdem diese Handhabung korrigiert war, traten die Emotionen in dieser Form nicht mehr auf und von den Rückenschmerzen wurde er laut eigener Aussage ab diesem Zeitpunkt auch nicht mehr geplagt.

Mehrere Menschen in der Rückenstudie erlebten ihre Rückenprobleme im Zusammenhang mit einer bestehenden ungeordneten oder schwierigen Lebenssituation wie z. B. einem Familienkonflikt, Problemen in der Partnerschaft oder auch einer beruflich belastenden Situation.

Nach dem finewell Vital Zyklus konnte eine Vielzahl von Menschen Zusammenhänge besser erkennen, wodurch die Rückenprobleme entstehen. Auch konnten sie Lösungen finden, die zu einer langfristigen Besserung beitrugen.

Eine Frau, die an der Rückenstudie teilnahm, berichtete, dass die feinstoffliche Unterstützung sie als Unternehmerin in einer schwierigen Situation und Entscheidungsphase in ihrer Firma begleitet hätte. Anfangs klagte sie neben Rückenschmerzen über „starke innere Anspannung, beeinträchtigte Leistungsfähigkeit, Atembeschwerden, fehlende Konzentration". Nach dem dritten Termin äußerte sie: „Ich kann Probleme in der Firma klarer und gelassener betrachten." Nach dem fünften und letzten Termin schrieb sie, dass die eingetretene innere Ordnung ihr geholfen habe „in der schwierigen Situation klare Entscheidungen zu treffen". Nach drei Monaten erzählte sie, dass die getroffenen Entscheidungen die Probleme im Betrieb gelöst hätten und sich nun die Rückenschmerzen, die anfangs dauerhaft, nach der feinstofflichen Unterstützung je nach Situation verbessert, aber schwankend zu erleben waren, völlig aufgelöst hätten. In der Nachbesprechung nach sechs Monaten berichtete sie weiterhin von Schmerzfreiheit.

Werden feinstoffliche Blockaden gelöst und die innere Ordnung tritt wieder ein, berichten die Menschen oft, dass sie trotz einer unverändert schwierigen Situation Lebensfreude und Zuversicht zurückgewonnen haben.

Dieses zeigte sich an dem Beispiel einer Frau, die laut ihrer Aussage mit einer schweren Krankheit zu kämpfen hatte und anfangs von Rückenschmerzen und „Freudlosigkeit" schrieb. Nachdem sich bei ihr durch die feinstoffliche Unterstützung feinstoffliche Blockaden gelöst hatten, schrieb sie: „Mein Leben ist freudvoller, ‚runder', manches gelingt wie von selbst, ich fühle mich innerlich ruhiger und stabiler." Kurz nach dem finewell Vital Zyklus folgten laut ihrer Aussage dann eine weitere Krebsdiagnose und eine Operation. Sie schrieb: „Dafür, wie schlecht es mir ergangen war, ging es mir und meinem Rücken erstaunlich gut. Lebensfreude, Vertrauen und Geborgenheit sind nach wie vor erlebbar."

Von innerer Ordnung zur inneren Unordnung des Menschen und mögliche Folgen

Feinstoffliche Unterstützung
durch einen Spezialisten
Belastende Symptome lösen sich

| Rückenprobleme | Schlafstörungen | Innere Unruhe | Erschöpfung |

weitere Folgen von innerer Unordnung können sein

Innere Unordnung

Auswirkungen
Ängste ı Bedrücktheit ı kreisende Gedanken ı Verzweiflung
Konzentrationsschwäche ı Überforderung ı Aggressionen ı Traurigkeit

Erleben von Stress

*Verstehen lernen von Stress
und Beachten von feinstofflichen
Schmerzempfindungen*

*Dadurch innere Unordnung
vermeiden*

Feinstoffliche Schmerzempfindung

wie Druck ı stockender Atem ı Engegefühl ı innere Anspannung

Bestimmte Lebenssituationen und Lebensereignisse

z.B. Belastende und ungeordnete Lebenssituationen ı Schocksituationen
Unfälle ı belastende Gespräche ı Traumatische Ereignisse ı Narkose

Innere Ordnung

z.B. Tatkraft ı Zuversicht ı Lebensfreude ı Geborgenheit ı Ausgeglichenheit

das sollte der Normalzustand des Menschen sein

KAPITEL 6

Erfahrungsstudie zu Rückenproblemen

Ziel der Rückenstudie war es zu erforschen, in welchem Ausmaß sich die innere Ordnung des Menschen unmittelbar und langfristig auf Rückenbeschwerden auswirkt.
Dabei wurde mit der feinstofflichen Unterstützung in Form eines finewell Vital Zyklus gearbeitet.

Ablauf der Rückenstudie

16 ausgewählte Personen, die nach der *Göthertschen Methode* als Feinstoffpraktiker ausgebildet sind, haben in ihren jeweiligen Praxen an verschiedenen Orten in Deutschland und in Österreich bei insgesamt 78 Personen mit Rückenproblemen einen finewell Vital Zyklus durchgeführt. *Finewell Vital*® ist ein Markenname für eine neu entwickelte Behandlungsform, mit der Menschen durch eine bestimmte Abfolge von sechs verschiedenen Techniken in den feineren Schichten unterstützt werden (mehr dazu unter Weiterführende Informationen).

Die Behandlung bestand aus einem finewell Vital Zyklus mit fünf einstündigen Terminen innerhalb von 2–3 Wochen. Die teilnehmenden Personen wurden vor dem ersten Termin per Fragebogen aufgefordert, die Stärke der Rückenschmerzen und den Grad der Bewegungseinschränkung auf einer Skala von 0–10 einzustufen (0 = gar keine Schmerzen oder Einschränkungen, 10 = die höchste Stufe an Schmerzen und Einschränkungen).

Unmittelbar nach dem letzten Termin füllten sie einen weiteren Fragebogen aus, in dem sie erneut die Schmerzen und Bewegungseinschränkungen einstuften. Nach drei und nach sechs Monaten fand soweit möglich eine Nachuntersuchung bzw. Nachbesprechung statt, bei der sie erneut die Schmerzen und Bewegungseinschränkungen bewerten sollten.

Auf dem ersten Fragebogen gab es neben den zusätzlichen Fragen *Mit welchem Anliegen kommen Sie?* und *Wie äußert sich das im Täglichen?* noch ein Feld für weitere Anmerkungen zum allgemeinen Zustand sowie die Frage nach einer Ursache der Rückenbeschwerden, sofern bekannt. Auf diese Weise konnten viele zusätzliche Informationen über den Allgemeinzustand der teilnehmenden Personen und die begleitenden Beschwerden und Umstände neben der Rückenproblematik gesammelt werden.

Auf dem zweiten Fragebogen – nach dem letzten Termin – standen Fragen zu Veränderungen durch die Behandlung, bezogen auf die Rückenbeschwerden und auf die allgemeine Befindlichkeit.

Die Feinstoffpraktiker führten vor und nach jedem Termin, sowie zu den Nachbesprechungen nach drei und sechs Monaten Gesprächsprotokolle. Auch wurde der Zustand in den feineren Schichten dieser Personen untersucht und notiert. Dies bezog sich insbesondere auf Blockaden an der feinstofflichen Wirbelsäule.

Die 78 teilnehmenden Personen hatten ein Durchschnittsalter von 53 Jahren und eine Altersspanne von 17–78 Jahren. Es waren 61 Frauen und 17 Männer.

Ergebnisse der Rückenstudie

Hier sind ein paar Statistiken zusammengefasst:

Besserung der Rückenschmerzen

Bei 94% der teilnehmenden Personen (Anzahl Personen n = 78) ist im Verlauf des finewell Vital Zyklus eine Besserung in Bezug auf die Schmerzen eingetreten. In 67% aller Fälle haben sich die Schmerzen um die Hälfte oder mehr reduziert.

12% der teilnehmenden Personen berichteten von Schmerzfreiheit unmittelbar nach dem letzten Termin (siehe Grafik auf Seite 104).

Besserung der Bewegungseinschränkungen

Bei 89% der teilnehmenden Personen (Anzahl Personen n = 76, zwei Personen hatten schon vor dem ersten Termin keine Bewegungseinschränkungen) ist im Verlauf der Behandlung eine Verbesserung in Bezug auf die Bewegungseinschränkungen eingetreten.

In 64% aller Fälle haben sich die Bewegungseinschränkungen um die Hälfte oder mehr reduziert.

14% der teilnehmenden Personen berichteten von Beschwerdefreiheit unmittelbar nach dem letzten Termin (siehe Grafik auf Seite 105).

**Besserung der Rückenschmerzen
unmittelbar nach dem finewell Vital Zyklus**

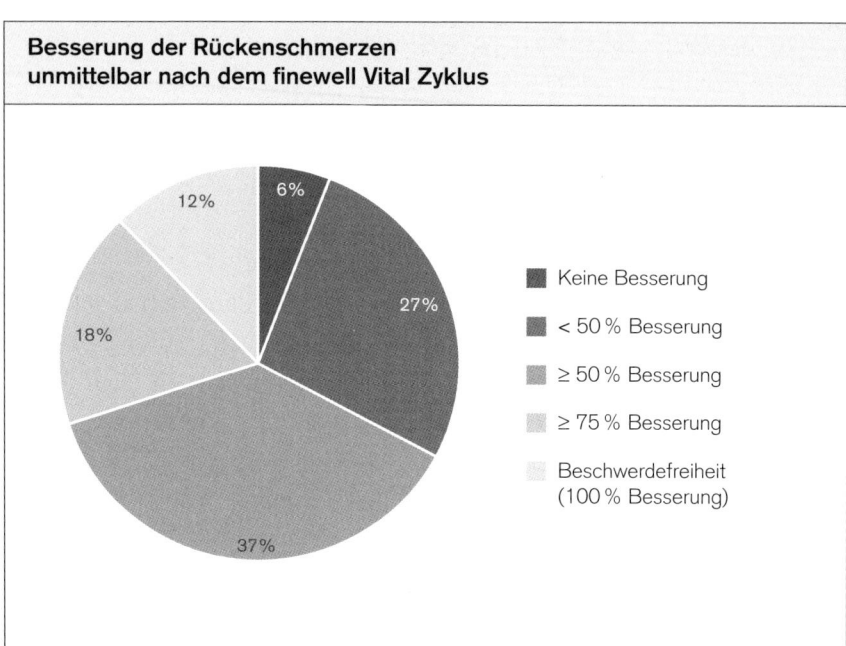

- ■ Keine Besserung
- ■ < 50 % Besserung
- ■ ≥ 50 % Besserung
- ▨ ≥ 75 % Besserung
- ▫ Beschwerdefreiheit
  (100 % Besserung)

Besserung der Rückenschmerzen	% aller Teilnehmer	absolute Zahl der TN
keine Besserung	6 %	5
< 50 % Besserung	27 %	21
≥ 50 % Besserung	37 %	29
≥ 75 % Besserung	18 %	14
Beschwerdefreiheit (100 % Besserung)	12 %	9
Gesamtergebnis	**100 %**	**78**

In den Grafiken beschreiben die Prozentangaben in der Legende die prozentuale Besserung der Schmerzen oder der Bewegungseinschränkungen auf einer Skala von 0–10. Beispiel: 50% Besserung bedeutet, dass die Schmerzen/Bewegungseinschränkungen laut Skala von beispielsweise 8 auf 4 zurückgegangen sind.

**Besserung der Bewegungseinschränkung
unmittelbar nach dem finewell Vital Zyklus**

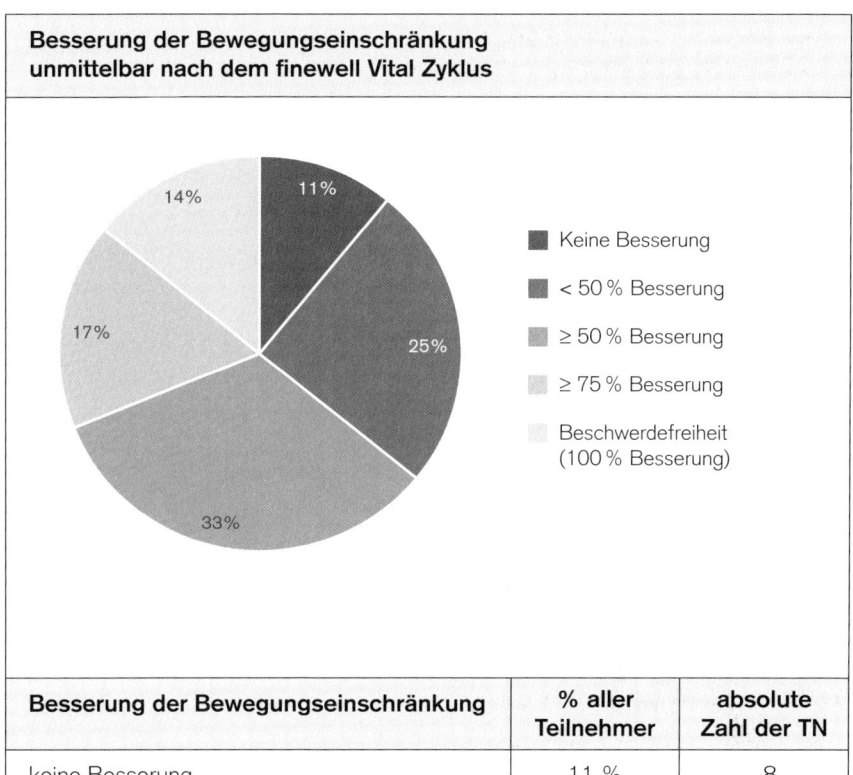

Keine Besserung

< 50 % Besserung

≥ 50 % Besserung

≥ 75 % Besserung

Beschwerdefreiheit
(100 % Besserung)

Besserung der Bewegungseinschränkung	% aller Teilnehmer	absolute Zahl der TN
keine Besserung	11 %	8
< 50 % Besserung	25 %	19
≥ 50 % Besserung	33 %	25
≥ 75 % Besserung	17 %	13
Beschwerdefreiheit (100 % Besserung)	14 %	11
Gesamtergebnis	**100 %**	**76**

Anzahl Personen n = 76: 2 Teilnehmer der insgesamt 78 Teilnehmer hatten von Beginn an keine Bewegungseinschränkungen

Im Durchschnitt lag die Schmerzminderung bei den Teilnehmern bei 54% und die Besserung der Bewegungseinschränkung bei 52% – also bei etwas mehr als einer Halbierung der Beschwerden. Nach den Angaben auf den Fragebögen hatten die Personen vor dem ersten Termin im Durchschnitt einen Schmerzgrad von 5,4 auf einer Skala von 0–10 und eine durchschnittliche Bewegungseinschränkung von 4,2. Nach Abschluss des finewell Vital Zyklus lagen diese Durchschnittswerte bei 2,5 für die Schmerzen und 2,0 für die Bewegungseinschränkung.

Etwa die Hälfte der Teilnehmer gaben vorher an, keine physische Ursache für ihre Rückenprobleme benennen zu können. Andere nannten körperliche Gründe wie Bandscheibenvorfall, Verschleiß an der Wirbelsäule, Operationen, eine Skoliose oder Unfälle, die zum Teil viele Jahre zurücklagen. Da diese Erfahrungsstudie nicht ärztlich begleitet wurde und keine Diagnosen gestellt oder medizinische Daten erhoben wurden, kann die Richtigkeit dieser Angaben weder bestätigt noch widerlegt werden. Es kann nicht gesagt werden, ob die Zuschreibung der Ursache für die Beschwerden schulmedizinisch belastbar ist. Was in dieser Studie jedoch beobachtet werden konnte ist, dass die Besserungsraten bei den Personen, die einen möglichen physischen Grund nannten, und bei denen, die keine Ursache angegeben hatten, nach der Behandlung nahezu gleich waren.

Die Langzeitwirkung

Interessant war es auch, die Langzeitwirkung zu betrachten (bei 48 von 78 Personen fand nach drei Monaten, bei 63 von 78 Personen nach sechs Monaten eine Nachuntersuchung bzw. Nachbesprechung statt.) Innerhalb des Beobachtungszeitraumes von sechs Monaten hat jede dritte Person eine schmerzfreie Phase erlebt. Vier Personen bekamen in dem Zeitraum wieder Schmerzen, sodass im Endergebnis 27% der 63 Personen nach sechs Monaten von Schmerzfreiheit berichten konnten. Bei 36% der Personen hatten sich die Bewegungseinschränkungen innerhalb von den sechs Monaten vollständig aufgelöst.

Die Statistiken nach sechs Monaten zusammengefasst (prozentuale Besserung bezogen jeweils auf den Beschwerdegrad vor der Behandlung):

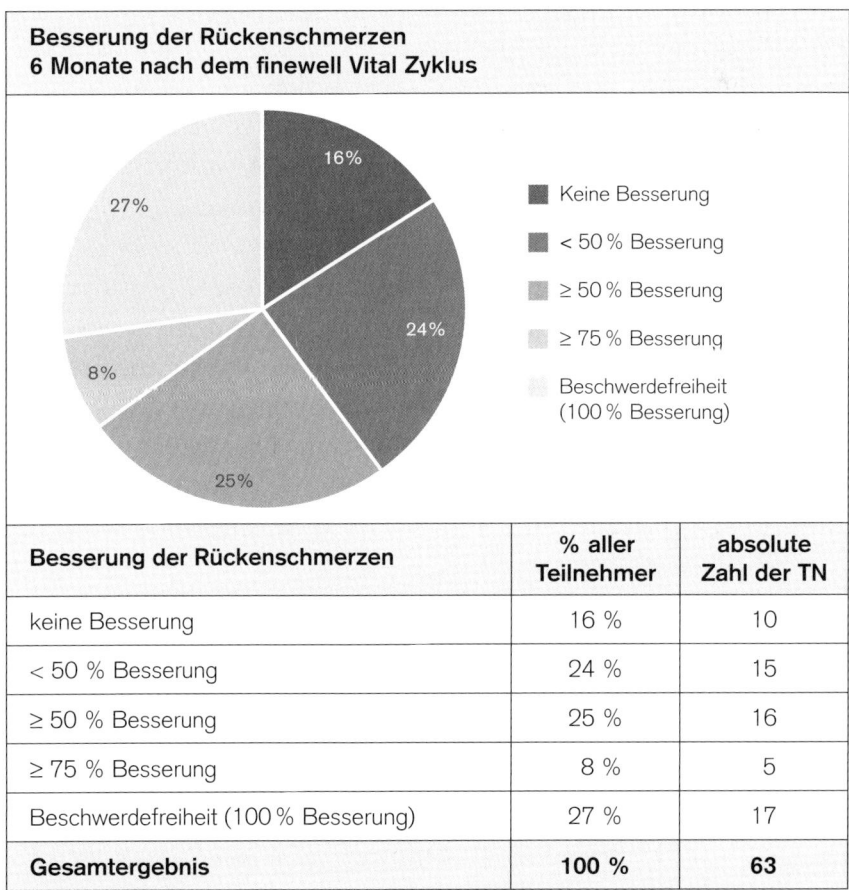

Besserung der Rückenschmerzen
6 Monate nach dem finewell Vital Zyklus

- ■ Keine Besserung
- ■ < 50 % Besserung
- ▨ ≥ 50 % Besserung
- ▨ ≥ 75 % Besserung
- Beschwerdefreiheit (100 % Besserung)

Besserung der Rückenschmerzen	% aller Teilnehmer	absolute Zahl der TN
keine Besserung	16 %	10
< 50 % Besserung	24 %	15
≥ 50 % Besserung	25 %	16
≥ 75 % Besserung	8 %	5
Beschwerdefreiheit (100 % Besserung)	27 %	17
Gesamtergebnis	**100 %**	**63**

Anzahl Personen n = 63: bei 63 der insgesamt 78 Teilnehmer fand eine Nachuntersuchung bzw. Nachbesprechung nach 6 Monaten statt

**Besserung der Bewegungseinschränkung
6 Monate nach dem finewell Vital Zyklus**

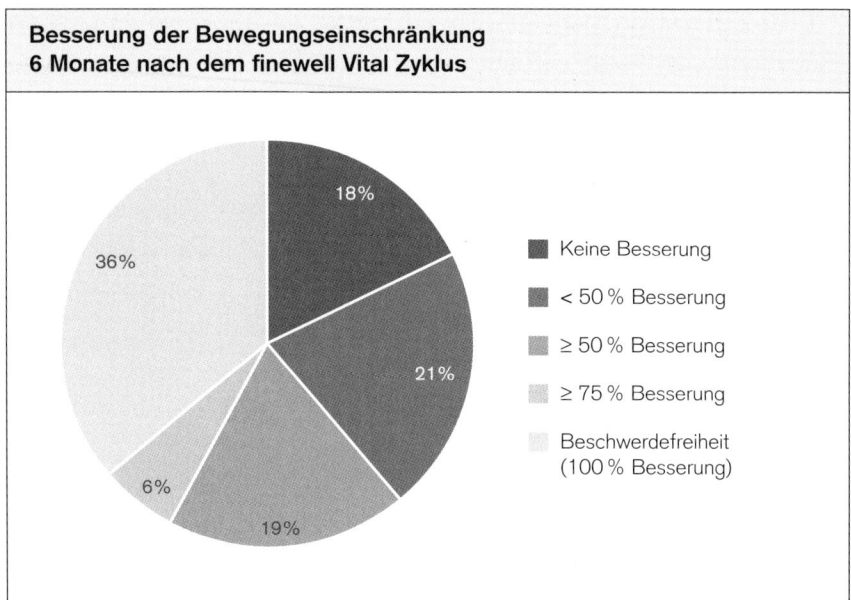

■ Keine Besserung

■ < 50 % Besserung

■ ≥ 50 % Besserung

■ ≥ 75 % Besserung

Beschwerdefreiheit
(100 % Besserung)

Besserung der Bewegungseinschränkung	% aller Teilnehmer	absolute Zahl der TN
keine Besserung	18 %	11
< 50 % Besserung	21 %	13
≥ 50 % Besserung	19 %	12
≥ 75 % Besserung	6 %	4
Beschwerdefreiheit (100 % Besserung)	36 %	22
Gesamtergebnis	**100 %**	**62**

Anzahl Personen n = 62: 1 Teilnehmer der 63 Teilnehmer für die Langzeitauswertung hatte von Beginn an keine Bewegungseinschränkungen.

Bei diesen Statistiken ist anzumerken, dass fünf Personen einen zweiten und eine Person einen dritten finewell Vital Zyklus in Anspruch genommen haben. Die Auswertung für die Langzeitwirkung bezieht sich auf den Zeitpunkt 6 Monate nach dem letzten finewell Vital Zyklus.

Zum Vergleich die Ergebnisse der 63 Teilnehmer, die bei der Langzeitauswertung berücksichtigt werden konnten, unmittelbar nach dem letzten finewell Vital Zyklus:

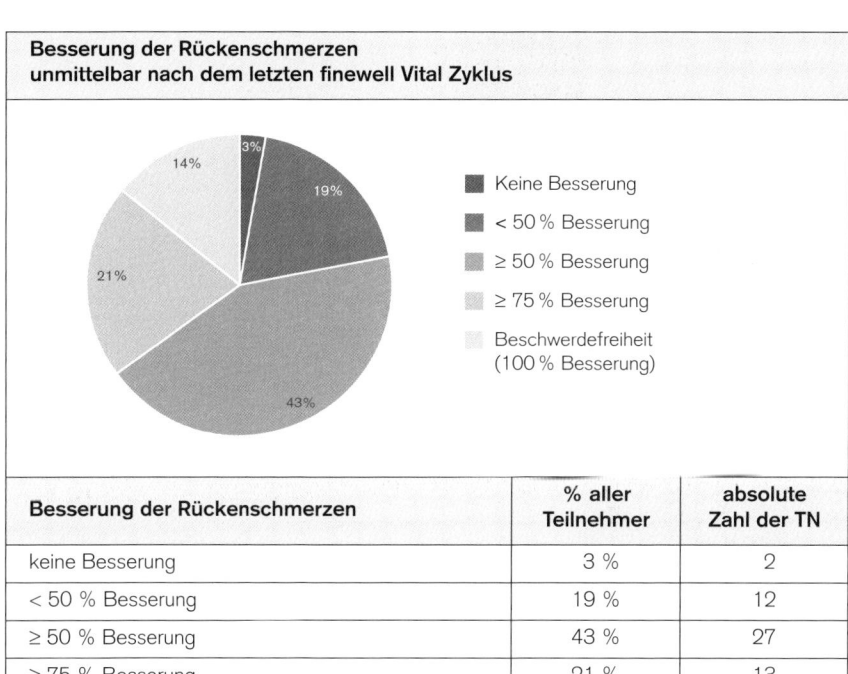

Besserung der Rückenschmerzen
unmittelbar nach dem letzten finewell Vital Zyklus

- Keine Besserung
- < 50 % Besserung
- ≥ 50 % Besserung
- ≥ 75 % Besserung
- Beschwerdefreiheit (100 % Besserung)

Besserung der Rückenschmerzen	% aller Teilnehmer	absolute Zahl der TN
keine Besserung	3 %	2
< 50 % Besserung	19 %	12
≥ 50 % Besserung	43 %	27
≥ 75 % Besserung	21 %	13
Beschwerdefreiheit (100 % Besserung)	14 %	9
Gesamtergebnis	**100 %**	**63**

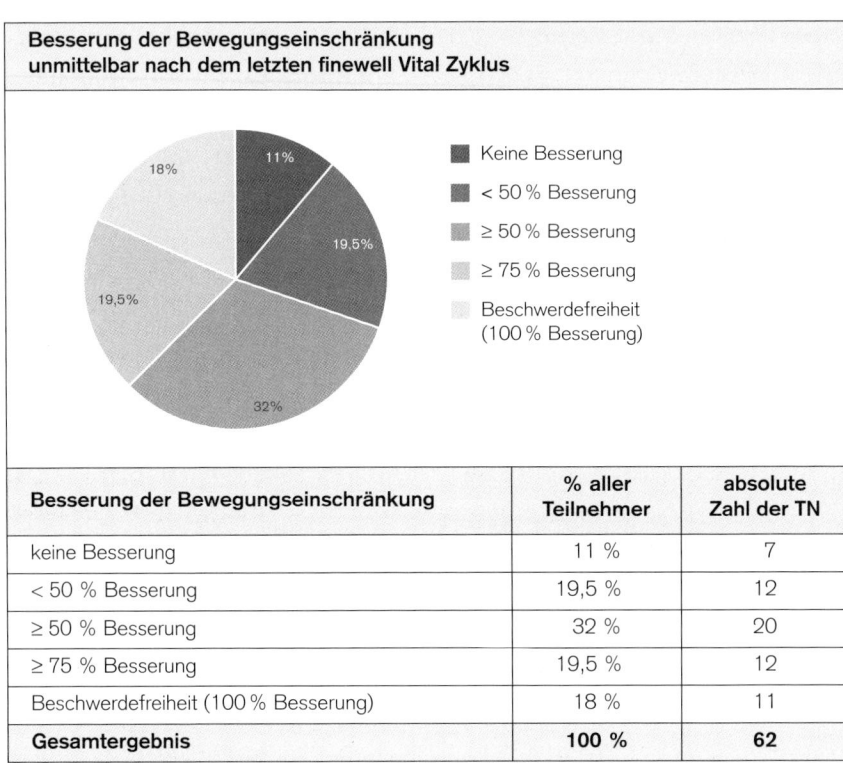

Besserung der Bewegungseinschränkung unmittelbar nach dem letzten finewell Vital Zyklus

Legende:
- Keine Besserung
- < 50 % Besserung
- ≥ 50 % Besserung
- ≥ 75 % Besserung
- Beschwerdefreiheit (100 % Besserung)

Besserung der Bewegungseinschränkung	% aller Teilnehmer	absolute Zahl der TN
keine Besserung	11 %	7
< 50 % Besserung	19,5 %	12
≥ 50 % Besserung	32 %	20
≥ 75 % Besserung	19,5 %	12
Beschwerdefreiheit (100 % Besserung)	18 %	11
Gesamtergebnis	**100 %**	**62**

Nach dem Beobachtungszeitraum von sechs Monaten gab eine höhere Anzahl von Teilnehmern an, schmerzfrei und ohne Bewegungseinschränkungen zu sein als unmittelbar nach dem finewell Vital Zyklus. Dies lässt sich folgendermaßen erklären: Wenn das Ordnungsprinzip im Feinstofflichen unterstützt wird, führt das zu einem erhöhten Energiefluss in der feinstofflichen Wirbelsäule. Aus dieser Gegebenheit lösen sich manche Blockaden erst zeitversetzt. Das bedeutet, die feinstoffliche Unterstützung wirkt unmittelbar und auch über den Behandlungszeitraum hinaus. Eine Person beschrieb das Gefühl der Nachwirkung einer finewell Vital Anwendung auf anschauliche Weise: „Etwa zwei Stunden nach dem Termin konnte ich ein regelrechtes Blubbern auf Brusthöhe im Rückenbereich wahrnehmen, etwa so, als ob ein zuvor verstopftes Rohr plötzlich wieder ungehindert durchlässig wird! Danach ein Wärmegefühl, begleitet von einer schönen Wahrnehmung: Etwas hatte sich gelöst." Manche Personen meldeten sich wenige Tage nach Abschluss des finewell Vital Zyklus und berichteten, dass die Schmerzen, die direkt nach dem letzten Termin noch in geringem Maße spürbar waren, nun völlig abgeklungen seien. Andere berichteten Ähnliches bei der ersten Nachuntersuchung nach drei Monaten. Bei Bewegungseinschränkungen ließ sich beobachten, dass mit dem freieren Fluss an der feinstofflichen Wirbelsäule eine Entspannung eintritt und sich manche Verkrampfungen in der Muskulatur nach und nach dem veränderten Zustand anpassen und zeitversetzt mehr Bewegungsfreiheit zulassen. Mehrere Personen berichteten zudem, dass sie eine bestimmte Lebenssituation erkannt hätten, die im Zusammenhang mit den Rückenproblemen stand. Nachdem sie in dieser Situation eine Veränderung schaffen konnten, seien die Probleme im Rücken auch verschwunden.

Verbesserung der Lebensqualität

Durch die offenen Fragen auf den Fragebögen und die Gesprächsnotizen ergab sich ein interessanter Einblick in die Lebensumstände und begleitenden Beschwerden der Menschen, die diese alternative Behandlungsform wegen Rückenproblemen in Anspruch nehmen wollten. Etwa zwei Drittel gaben zu Beginn an, unter *Erschöpfung, Energiemangel, Müdigkeit* oder *Zerschlagenheit* zu leiden. Wäre die Frage nach

Erschöpfung direkt gestellt worden, wäre die Anzahl möglicherweise noch höher ausgefallen. Nach dem finewell Vital Zyklus lauteten neben einer Besserung der Schmerzen und der Beweglichkeit die häufigsten Rückmeldungen (bei mehr als der Hälfte der Personen): *mehr Energie, Vitalität, mehr Tatkraft, Lebendigkeit, Leistungsfähigkeit* oder *Wachheit*. Dies ist geradezu eine Umkehr der vorher genannten Erschöpfungssymptome.

Diese Angaben unterstützen eigene Forschungen, dass Erschöpfung und Rückenprobleme anhand von Blockaden an der feinstofflichen Wirbelsäule dieselbe Ursache haben können – und dass viele dieser Probleme deshalb leicht zu lösen sind, wenn man sie auf der richtigen Ebene angeht.

Eine weitere häufig genannte Beschwerde in den Fragebögen waren Schlafstörungen, die etwa ein Viertel der Befragten nannte. Fast alle diese Personen gaben an, dass der Schlaf sich nachhaltig verbessert habe. Oft wandelte sich die häufig vorkommende *innere Unruhe* in *innere Ruhe, Ausgeglichenheit* und *mehr Stabilität*.

Häufig genannt wurden auch Atembeschwerden – von *Luftnot, flachem Atem, nicht durchatmen können* bis zu *mühsamem Luftholen* war die Rede. Wenn etwas an den feinstofflichen Schichten drückt, wirkt sich dies häufig direkt auf das Atmen aus. Während der feinstofflichen Unterstützung berichteten diese Personen, dass der Atem plötzlich tiefer und freier ging.

Fast alle, die an der Rückenstudie teilgenommen haben, berichteten von einer Verbesserung ihres Allgemeinbefindens und ihrer Lebensqualität. Manche Teilnehmer betonten, dass dies für sie wesentlicher sei als die Besserung der Schmerzen.

Eine Person äußerte: „Ich empfinde einen großen Unterschied. Den größten nicht auf physischer Ebene – seelisch geht es mir viel besser." Eine andere Person, die als Grund für die Schmerzen eine diagnostizierte Spinalkanalverengung nannte und bei der die Schmerzen laut Aussage gleich blieben, schrieb von einer „Verbesserung des Wohlbefindens. Fühle mich gelöster". Eine weitere Person, bei der die Schmerzen sich nur leicht gebessert hatten, schrieb: „Ich spüre eine innere Aufrichtung, Ich-Stärke, mehr Gelassenheit und Klarheit. Mein Fokus ist nicht mehr so auf den körperlichen Schmerz gerichtet." Und nach drei Monaten: „Ich erlebe mehr Zuversicht und eine insgesamt positivere Lebenseinstellung." Dieselbe Person schrieb vor Beginn des finewell Vital Zyklus unter anderem von „Nervosität, Ängsten, Unruhe, Anspannung, Überforderung, Erschöpfung, Schwermut".

Bewusstsein für die innere Ordnung

Wichtig war es, vor der feinstofflichen Unterstützung klarzustellen, dass es nicht um eine direkte Rückenbehandlung ging, sondern um die innere Ordnung des Menschen. Käme jemand mit der Einstellung *Ich lege mich jetzt auf die Liege, behandeln Sie mich und machen Sie meine Rückenprobleme weg*, dann wäre die Arbeit in den feineren Schichten erschwert bis gar nicht möglich. Bei einer auf das feinstoffliche Geschehen gerichteten Unterstützung geht es darum, das Ordnungsprinzip in diesen Schichten der Person zu aktivieren, sodass diese aus eigener Kraft von Blockaden befreit werden. Es wird weder Energie genommen noch hineingegeben. So ist es wichtig, dass die Person bei der feinstofflichen Unterstützung das Bewusstsein hat, dass es zunächst einmal um die innere Ordnung geht, und dann abzuwarten, ob dieses auch einen positiven Effekt auf die Rückenproblematik hat. Möchte eine Person nur die Symptomatik verbessert haben und ist sie nicht bereit, die innere Ordnung anzugehen, hält sie eher an ihrem blockierten Zustand fest.

Der Zusammenhang von innerer Unordnung und Rückenproblemen bestätigt sich durch die hohe Erfolgsquote. Auch bei Teilnehmern, die mit einer deutlich geäußerten Skepsis zur Behandlung kamen, bestätigte sich die Wirksamkeit. Eine als Rechtsanwältin tätige Frau schrieb trotz einer deutlichen Besserung von 8 auf 3 Punkte auf der Schmerzskala: „Kausaler Einfluss der feinstofflichen Arbeit auf stressbedingte Erkrankungen ist für mich schwer zu bestätigen", meinte aber laut Gesprächsnotiz, dass dabei „die Juristin in ihr sprechen würde". Sie erlebe seit der feinstofflichen Unterstützung trotz dieser Skepsis eine starke Besserung ihrer Symptomatik. Ein Mann, der in leitender Funktion bei einer Bank tätig ist und laut seiner Aussage selten alternative Behandlungen in Anspruch genommen hatte, schrieb: „Ich habe davor sehr stark an den Erfolgschancen und der Wirkung gezweifelt und nicht besonders viel erwartet. Umso überraschter war ich, als das Bücken, um die Schuhe zuzubinden, schon nach dem ersten Mal problemlos möglich war. Die Wirkung war spürbar und fühlbar, auch eine allgemeine Frische und Entspannung."

Menschen haben die folgenden körperlichen Empfindungen während der feinstofflichen Unterstützung erlebt und beschrieben:
Gänsehaut, plötzlich warme Füße, Schauer über den Rücken, fühle mich leichter, als hätte ich einen Rucksack in der Praxis vergessen, Kribbeln, Hitze, mit Wärme eingepackt von innen und außen, Rücken fühlt sich lebendiger an, Gefühl von besserer Durchblutung im unteren Rücken während der feinstofflichen Unterstützung – dieser Bereich fühlt sich sonst unterkühlt an.

Umgang mit wiederkehrenden Schmerzen – Erkennen von Zusammenhängen

Einige der Teilnehmer der Rückenstudie berichteten, dass nach der Behandlung Rückenschmerzen anhand bestimmter Stresssituationen oder Lebensumstände wiederkehrten. Nur wenige Teilnehmer sprachen von erneuten längerfristigen Schmerzen. Bei den anderen traten die Schmerzen laut ihren Angaben eher über einen kurzen Zeitraum erneut auf, klangen jedoch relativ schnell wieder ab. „Schmerzen halten nicht lange" hieß es bei einer Person, „Rückenschmerzen nur noch in Stresssituationen, danach schnell wieder weg", schrieb eine andere. „Nur noch ab und an in Stresssituationen kurzzeitig Schmerzen – vorher waren es Dauerschmerzen" berichtete eine weitere Person. „Anspannung baut sich über den Tag im unteren Rücken auf, nach Liegepause verschwinden die Schmerzen wieder", schrieb ein Mann, der vorher unter chronischen Schmerzen litt. Nach sechs Monaten berichtete er von Schmerzfreiheit.

Diese Aussagen weisen darauf hin, dass durch die feinstoffliche Unterstützung bei diesen Personen eine erhöhte Durchlässigkeit in ihren feineren Schichten, insbesondere ein besserer Fluss in der feinstofflichen Wirbelsäule, eingetreten war. Dieses Phänomen ermöglicht bei kurzzeitig eingetretener innerer Unordnung, die sonst zu länger anhaltenden Schmerzen geführt hätte, dass das Ordnungsprinzip die entstandenen Hindernisse beseitigt.

Die Verbesserung ihres Allgemeinbefindens und der Rückenprobleme schien die Teilnehmer zu motivieren, die Ursachen der wiederkehrenden Schmerzen besser verstehen zu wollen. Manche schienen auf dieser Suche nach der Ursache und dem Verstehen der Zusammenhänge Erfolg zu haben. Eine Frau, die vor dem ersten Termin den Schmerzgrad auf der Skala von 0–10 mit 8 angegeben hatte, schrieb kurz nach dem letzten Termin, dass sich die Schmerzen vollständig aufgelöst hätten. Sie berichtete, dass die Schmerzen bei gewissen Situationen immer wieder zurückkämen, jedoch viel milder wirkten als in der Vergangenheit. Sie nahm einen weiteren finewell Vital Zyklus in Anspruch, woraufhin sie nach ihren Angaben wieder schmerzfrei war. Der Ursache der Schmerzen blieb sie dabei auf der Spur. Sie schrieb: „Schmerzen erlebt nach einem Elternabend (als Lehrerin)." Und „Schmerzen kamen wieder nach Besuch bei den Eltern." Sie forschte weiter nach den Ursachen und bei der letzten Nachuntersuchung meinte sie „der Ursache näher gekommen zu sein". Die schmerzfreien Phasen wurden laut ihrer Aussage immer länger.

Fallbeispiel 1 aus der Rückenstudie

Eine Frau (46 Jahre), Beruf: Reiseverkehrskauffrau

Grad der Schmerzen: 5 von 10

Grad der Bewegungseinschränkung: 3 von 10

Weitere Beschwerden: seelischer „Burn-out", Depressionen, Verspannung, Stimmungsschwankungen, Schmerzen in Arm, Becken und Bein links, mühsames Luftholen (beim Atmen geht die Luft nur bis zur Brust), Panikattacken.

Medizinische Vorgeschichte: Operation an Halswirbelsäule C5/C6

Behandlung: ein finewell Vital Zyklus mit fünf Terminen

Rückmeldung vor dem zweiten Termin: „Linke Seite Schmerzpunkte deutlicher wahrnehmbar, Träume von Situationen aus der Vergangenheit."

Rückmeldung während des zweiten Termins: „Wärme und Kribbeln links im Arm und Bein."

Rückmeldung vor dem dritten Termin: „Bessere Stimmung und Wohlgefühl, mehr Appetit, Schmerzen nur noch ganz leicht."

Rückmeldung während des dritten Termins: „Kribbeln im Rücken, Nacken, linken Arm und Wirbelsäule, erst Druckgefühl auf der Brust, dann freier."

Nach dem dritten Termin: „Mir ist es total gut gegangen, emotional und körperlich."

Während des vierten Termins: „Um den Bauch hat sich etwas gelöst, Atem plötzlich freier."

Nach dem vierten Termin: „Nacken sehr gut, wenig Schmerzen, ich kann jetzt auch freier und tiefer atmen."

Rückmeldung während des fünften Termins: „Entspannung, Wärme um den ganzen Körper, wie in einer Hülle, Kribbeln im Rücken."

Nach dem fünften und letzten Termin: „Das allgemeine Wohlbefinden hat sich verbessert, die Atmung kann wieder fließen, ich habe das Feinstoffliche bei dem letzten Termin gespürt! Die innere Unruhe hat sich aufgelöst, mehr Konzentration für einzelne Aufgaben. Weniger Schmerzen (1 von 10), bessere Beweglichkeit (Bewegungseinschränkung: Stufe 1 von 10), einzelne Muskelgruppen können besser koordiniert werden."

Rückmeldung nach sechs Monaten: „Stabileres Grundgefühl. Ich fühle mich dynamischer, ausgeglichener. Vor der Studie waren Schmerzen und Einschränkungen permanent. Dieser Dauerschmerz ist weg. Schmerzen und Anspannung treten jetzt nur noch in Stresssituationen auf und halten dann ca. zwei bis drei Tage an. Dazwischen bin ich bis zu zwei Monate komplett schmerzfrei und ohne Bewegungseinschränkung."

Fallbeispiel 2 aus der Rückenstudie

Eine Frau (44 Jahre), Beruf: Unternehmerin

Beschwerden: Schulter- und Nackenschmerzen chronisch, Steifheit bis hin zu Unbeweglichkeit, Blockaden im Lendenbereich.

Wie äußert sich das im Täglichen? „Ich kann kein Yoga mehr machen! Kann nicht lange aufrecht sitzen ohne Rückenschmerzen. Müdigkeit, Erschöpfung, Teilnahmslosigkeit."

Grad der Schmerzen: 8 von 10

Grad der Bewegungseinschränkung: 4 von 10

Ursache der Schmerzen bekannt? Nein.

Behandlung: ein finewell Vital Zyklus mit fünf Terminen innerhalb von 2,5 Wochen

Während des vierten Termins meldet die Person eine verstärkte Wahrnehmung der Schmerzen und ein Druckempfinden am Körper, was sich während der abschließenden Arbeit an der feinstofflichen Wirbelsäule komplett auflöst.

Schmerzgrad nach dem letzten Termin: 1 von 10

Grad der Bewegungseinschränkung: 0

Rückmeldung nach dem letzten Termin: „Ich fühle mich nicht mehr so teilnahmslos, habe mehr Freude und Sinn, in dem was ich tue. Ich schlafe viel besser – vorher wurde ich jede Nacht 2–3 Mal wach, jetzt kann ich erstmalig siebeneinhalb Stunden durchschlafen. Ich fühle mich innerlich geordneter, besserer Umgang mit mir selbst und mit anderen Menschen. Ich empfinde meine Gedanken klarer. Ruhe kann ich jetzt besser ertragen! Rückenbeschwerden sind viel gelöster – die Schulter- und Nackenschmerzen sind fast aufgelöst, die Blockaden im Lendenbereich sind gelöster und fast weg."

Rückmeldung nach drei Monaten: Schmerzgrad 0, Bewegungseinschränkung 0

„Die Beschwerden sind weg! Die linke Schulter, die fast eineinhalb Jahre schmerzte, ist befreit! So, dass ich gut und lange aufrecht sitzen kann. Ich kann gut schlafen! Erlebe mehr Zufriedenheit, Klarheit, mehr Freude, mehr Energie."

Rückmeldung nach sechs Monaten: Schmerzgrad 0, Bewegungseinschränkung 0

„Ich habe keine Rückenbeschwerden mehr, fühle mich sehr entlastet und bin beweglicher. Schlafe gut. Habe mehr Klarheit und bin tatkräftiger. Schaffe es mehr zu erledigen."

Fazit der Rückenstudie

Bei allen Personen, die innerhalb der Rückenstudie von Feinstoffpraktikern feinstofflich betrachtet und untersucht wurden, sind deutliche
feinstoffliche Blockaden gefunden und vermerkt worden. Die Betrach-
tungen dieser Spezialisten zur Besserung des feinstofflichen Zustandes
der Teilnehmer korrelierten weitestgehend mit dem, was nach der Behandlung an Rückmeldungen kam. Bei Teilnehmern, die über den Zyklus mit fünf Terminen von wenig Veränderung oder nur kurz anhalten-
der Besserung sprachen, waren in den Behandlungsunterlagen Notizen
zu finden wie z. B. „Energiepunkte sind sehr verschlossen und dicht.
Während des Termins leichte Bewegung und Auflockerung. Beim
nächsten Termin wieder dicht", oder „das Gefühl, immer wieder von
vorne beginnen zu müssen". Und „immer wieder neue Unordnung"
oder „wiederkehrende Blockaden". Eine naheliegende Erklärung wäre,
dass diese Personen entweder eine bestimmte Situation durchleben, die
immer wieder dieselbe innere Unordnung hervorbringt. Eine andere
Erklärung könnte sein, dass sich eine Person im Alltag so verhält, dass
immer wieder neue innere Unordnung entsteht, was eine wiederkehrende Verschlechterung des Zustands mit sich bringt.

Eine deutliche Verbesserung des Zustandes im Feinstofflichen ging in
der Regel mit einer deutlichen Besserung der Beschwerden einher. Bei
Teilnehmern, die bei der Nachuntersuchung von einer Wiederkehr der
Schmerzen berichteten, wurden erneute Verdichtungen und Blockaden in der feinstofflichen Wirbelsäule festgestellt. Bei Einzelnen war
deutlich, dass zwar nach einem Zyklus erste Ergebnisse auf dem Weg
zur inneren Ordnung zu verzeichnen waren, es aber mehrere finewell
Vital Zyklen erfordern würde, bis eine Grundordnung und Stabilität

in den feineren Schichten entstehen und sich tiefer liegende Blockaden lösen könnten. Bei anderen schien schon ein finewell Vital Zyklus auszureichen, um die feinstoffliche Ursache der Rückenbeschwerden zu beheben. Eine Frau berichtete, dass sie seit 25 Jahren von nicht diagnostizierbaren Rückenschmerzen geplagt wurde. Von dem finewell Vital Zyklus hatte sie sich nicht viel erhofft, weil andere Therapien und Anwendungen in der Vergangenheit nur kurzzeitig Abhilfe geschaffen hätten. Doch nach als anstrengend beschriebenen Phasen innerhalb des Zyklus waren schließlich nach dem fünften Termin laut ihren Angaben die Rückenschmerzen komplett weg. Die nachhaltige Wirkung bestätigte sie nach sechs Monaten im Jahr 2014. Auch bekräftigte sie dieses beim Verfassen dieses Buches im Jahr 2016 erneut.

～

Weiterführende Informationen

I. Die finewell Vital Anwendung

Unter dem geschützten Namen *finewell Vital*® gibt es seit 2010 eine Behandlungsform, die sich der Ordnung und Stärkung der feineren Schichten des Menschen widmet. Wenn die feineren Schichten unterstützt werden, lassen sich Blockaden lösen und die innere Ordnung wiederherstellen. Eine Abfolge von sechs unterschiedlichen Techniken ermöglicht es, das vorhandene Ordnungsprinzip in den feineren Schichten des Menschen zu aktivieren. Der natürliche Energiefluss wird wiederhergestellt, die Selbstheilungskräfte können aktiviert werden. Die Besserung von Rückenbeschwerden geht so mit einer Rückkehr der Lebenskräfte einher.

Der Ablauf einer finewell Vital Anwendung bei Rückenproblemen

Zu Beginn gibt es ein kurzes Einführungsgespräch. Anschließend findet eine einstündige feinstoffliche Unterstützung auf einer Liege statt. Der Feinstoffpraktiker unterstützt das Ordnungsprinzip mit den Händen in den feineren Schichten. Der physische Körper wird dabei nicht berührt.
Die Arbeit beginnt mit einer feinstofflichen Betrachtung des Menschen. Als Erstes wird im Sitzen die feinstoffliche Wirbelsäule nach Blockaden abgetastet. Danach legt sich die Person auf den Rücken und der Feinstoffpraktiker ertastet, ob Störfaktoren und Blockaden die feineren Schichten belasten. Dieser Zustand wird notiert.

Daraufhin beginnt die aktive Arbeitsphase. Die zentralen Energiepunkte werden nun unterstützt und aktiviert, sodass diese Punkte wieder in Bewegung kommen und sich Blockaden lösen können. Menschen berichten in dieser Phase oft von Wärme, die sich ausbreitet, und vom Strömen in verschiedenen Teilen des Körpers. Hände und Füße, die sonst kalt blieben, werden oft warm. Glieder, die sich beispielsweise seit einer Verletzung oder Operation blockiert, unbelebt oder fremd angefühlt haben, werden durchlebter und beweglicher erlebt und wieder in das Körpergeschehen integriert. Menschen spüren häufig direkt auf der Liege, wie die eigenen Lebenskräfte – oft in Schüben – wieder freigesetzt werden. Die einzelnen Energiepunkte in den feineren Schichten werden dahingehend unterstützt, dass sie sich entfalten. So entstehen Stabilität und Gleichmäßigkeit. Es kommt zu einem Fluss, aus dem heraus die feineren Schichten als Einheit erlebt werden. Dieser Prozess fließt wie eine Welle durch den ganzen Körper. Das feinstoffliche Ordnungsprinzip entfaltet sich wieder. In dieser Phase wird häufig von einer tiefen Entspannung berichtet – und von einem Strom, der durch und um den ganzen Körper fließt. Danach findet noch einmal eine feinstoffliche Betrachtung statt.

Die Arbeit an der feinstofflichen Wirbelsäule

Abschließend wird die Arbeit im Sitzen an der feinstofflichen Wirbelsäule fortgesetzt. Die Energiepunkte in den feineren Schichten stehen in Verbindung mit der feinstofflichen Wirbelsäule. Nachdem diese Energiepunkte durch die feinstoffliche Unterstützung in eine normale Aktivität übergegangen sind, kann sich durch diesen Arbeitsschritt die erweiterte Energie, die durch die feinstoffliche Wirbelsäule fließt, anpassen. Mit einer speziellen Arbeitstechnik wird im Feinstofflichen

Wirbel für Wirbel gerichtet. Blockaden an der feinstofflichen Wirbelsäule, die als Rückenschmerzen unangenehm spürbar waren, lösen sich. Hier berichten Menschen davon, dass sie sich während dieser Phase besser aufrichten können, auch an Stellen, wo der Rücken bisher gekrümmt war. Sie bemerken auch Wärme und ein Gefühl besserer Durchblutung im Rücken. Sie berichten von mehr Wachheit, innerer Präsenz und Klarheit.

Von Feinstoffpraktikern wird fast immer festgestellt, dass die feineren Schichten nach der feinstofflichen Unterstützung einen größeren Raum ausfüllen, während sie vorher oft zusammengedrückt und verkümmert waren. Viele Menschen beschreiben dies als Gefühl der Entfaltung eines natürlichen Schutzraumes, in dem sie freier durchatmen können. Es wird von einer erweiterten Raumwahrnehmung und auch von weniger Zeitdruck berichtet. Verhärtungen der feineren Schichten lösen sich auf, bei einem finewell Vital Zyklus wird ihre Konsistenz von Termin zu Termin durchlässiger und weicher.

Bei Rückenbeschwerden wird mit einem finewell Vital Zyklus von fünf aufeinander aufbauenden Terminen gearbeitet. Diese sollen innerhalb von 2–3 Wochen stattfinden. Durch die aufbauende Arbeit im Zyklus kann auch an tiefer liegenden Blockaden gearbeitet werden. Nachhaltige Veränderungen sind die Folge.

II. Über Ronald Göthert

Ronald Göthert – Forschung, Entwicklung, Anwendung und Ausbildung im Bereich des Feinstofflichen

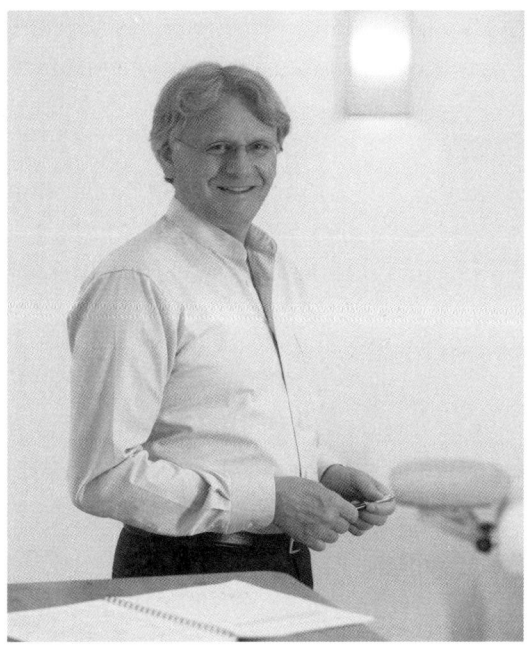

Ronald Göthert (*1964) erforscht seit Anfang der 90er-Jahre die Zusammenhänge von Ursache und Wirkung im Feinstofflichen. Er beschäftigt sich intensiv mit den Zusammenhängen und Wirkungsweisen der feinstofflichen Gegebenheiten und deren Bedeutsamkeit für den Menschen. Seit 1999 widmet er sich hauptberuflich dieser Aufgabe.

Bereits 1998 hatte er begonnen, die ersten Forschungsergebnisse im Bereich des Feinstofflichen bei Einzelberatungen und Seminaren in der Praxis anzuwenden. Seit 2007 bildet er auch Menschen zu den Feinstoffberufen aus.

Wie mit der Zeit z. B. ein Bewusstsein für die Wichtigkeit der Hygiene entstanden ist, so möchte Ronald Göthert ein Bewusstsein für feinstoffliche Gegebenheiten wecken. Er möchte über die Wichtigkeit der feineren Schichten in Bezug auf unsere Lebensqualität aufklären und durch spezielle Behandlungsformen zur Unterstützung in den feineren Schichten den Menschen in verschiedensten Lebenssituationen zur inneren Ordnung helfen.

Aus diesem Anliegen entstanden die Göthertsche Methode und die Feinstoffberufe.

Zeitlicher Ablauf:

1990 Beginn der Erfahrungswissenschaft über das Feinstoffliche

1999 Vorträge, Einzelberatungen und Seminare

2001 Gründung der heutigen Akademie für die Göthertsche Methode® GmbH

2006 Musik-Ergänzungsstudium „Musizieren aus dem Raum der inneren Ruhe" für professionelle Musiker

2007 Konzeption der Göthertschen Methode®

2007 Ausbildungsangebot zum Feinstoffberater für Beratungen bei unverarbeiteten Lebenssituationen, Schwerpunkt innere Ordnung

2008 Ausbildungsangebot zum Feinstofflehrer für die Durchführung der Seminarreihe „Innere Ordnung für mehr Lebensqualität"

2008 Gründung von MR Klassik® für musikalische Veranstaltungen

2009 Ausbildungsangebot zum Feinstoff Nahrungsberater für Seminare und Beratungen zur Nahrung aus feinstofflicher Betrachtung

2010 Ausbildungsangebot zum Feinstoffpraktiker für finewell Vital® Anwendungen speziell bei Rückenproblemen, Erschöpfung, innerer Unruhe und Schlafstörungen

2010 Gründung des GME Verlag®

2010 Veröffentlichung des Buches „Feinstoff Nahrungs Berater"

2012 Veröffentlichung der ersten Ausgabe der Zeitschrift der Göthertschen Methode® „feinstoffblick"

2013–2015 Durchführung der Erfahrungsstudie zur Wirkung von finewell Vital® Anwendungen bei Rückenproblemen

III. Über die Göthertsche Methode

Auszug aus der Zeitschrift *feinstoffblick*, Ausgabe 4

Eine weitere Ebene des Menschen

Im Europa des frühen 20. Jahrhunderts wurde durch die Fokussierung der modernen Wissenschaft auf die Vorgänge in der grobstofflichen Materie die Existenz des Feinstofflichen zunächst weniger berücksichtigt. In den letzten Jahrzehnten gibt es Anzeichen dafür, dass man von der Erforschung des Feinstofflichen wieder mehr in der Öffentlichkeit spricht. Seit der Einführung der Akupunktur im Westen, deren nachweisliche Erfolge auf der feinstofflichen Gegebenheit der Meridiane basieren, steht die eher grobstofflich-chemisch orientierte Schulmedizin verstärkt vor der Herausforderung, auch feinstoffliche Aspekte des Menschen zu erfassen.

Wie z. B. die Techniken der Chirurgie am physischen Körper sich über die letzten Jahrhunderte verfeinert haben, so entwickeln sich nun auch Techniken weiter, die feineren Schichten des Menschen zu behandeln.

Neue Ansätze in der feinstofflichen Forschung

In den letzten Jahrzehnten hat die Erforschung des Feinstofflichen durch die Erfahrungswissenschaft von Ronald Göthert eine neue Qualität erreicht, indem die Erfahrung mit dem Feinstofflichen lehrbar und für jeden lernbar geworden ist. Genauso wie wir nicht entscheiden können, ob wir mit der Schwerkraft zu tun haben wollen oder nicht, hat das Feinstoffliche in jedem Augenblick eine Wirksamkeit auf uns – ob wir es bewusst erleben, oder unbewusst davon gelebt werden.

Ronald Göthert erforscht seit Jahrzehnten die Zusammenhänge von Ursache und Wirkung im Feinstofflichen. Die aus seinen Forschungen entwickelte Göthertsche Methode ist ein Handwerkzeug für den Umgang mit dem Feinstofflichen im täglichen Leben.

Ähnlich wie man gelernt hat, sich mit dem physischen Körper zurechtzufinden, kann man lernen, die feineren Schichten bewusst wahrzunehmen, sie zu nähren und zu pflegen, und so zu leben, dass innere Unordnung vermieden werden kann.

Die feineren Schichten, wie Ronald Göthert festgestellt hat, haben eine eigene Schmerzempfindung, sind verletzbar und auch heilbar. Das Gefühl, dass einen etwas bedrückt, dass man vor Anspannung aus der Haut fahren könnte oder dass etwas Kraft kostet, sind Signale aus dem feinstofflichen Bereich, die eine fassbare Realität haben – und deren Ursachen auch erkannt und verändert werden können.

Die Zustände in den feineren Schichten haben somit einen maßgeblichen Einfluss auf unser Wohlbefinden. Unordnung in den feineren Schichten führt meist zu belastenden Emotionen, Kraftlosigkeit, Ängsten oder Depressionen und sehr oft zu Rückenbeschwerden. Wenn die feineren Schichten sich dagegen in einem geordneten Zustand befinden, sind Inspiration, Tatkraft und Zuversicht auf natürliche Weise gegeben.

IV. Die Feinstoffberufe nach der Göthertschen Methode

Aus der Erfahrungswissenschaft und Praxistätigkeit von Ronald Göthert wurden neue Erkenntnisse über die Anatomie und Funktionen der feineren Schichten gewonnen. Neue, hocheffiziente Techniken wurden entwickelt, an den feineren Schichten zu arbeiten, um sie wieder in Ordnung zu bringen. Viele Jahre eigener Erfahrung bildeten die Grundlage, um Wege zu finden, dass auch andere Menschen diese Tätigkeit erlernen und ausüben können. Daraus haben sich die *Feinstoffberufe NDGM®* entwickelt. *NDGM®* ist das geschützte Qualitätsmerkmal der Feinstoffberufe **n**ach **d**er **G**öthertschen **M**ethode. Es steht für die mehrjährige Ausbildung an der Akademie für die Göthertsche Methode, die regelmäßigen Fortbildungen und die jährliche Überprüfung der individuellen Qualifikation.

Die Arbeit in den feineren Schichten

Die feineren Schichten haben eine andere Frequenz als die physische Struktur. Sie weisen eine eigene Anatomie auf und haben ein bestehendes Ordnungsprinzip. Die Besonderheit an dieser Arbeit ist, dass der Spezialist aus seiner feinstofflichen Frequenz die zu behandelnde Person in ihrer feinstofflichen Frequenz unterstützt. Die Voraussetzung dafür ist, dass sich die Wahrnehmung für die feinstoffliche Ebene entwickelt hat, d.h. die Möglichkeit des Sehens und Ertastens der feineren Schichten und der vorhandenen Blockaden gegeben ist. Dann können durch die erlernten Techniken die Blockaden gelöst werden. Aus diesem Ansatz ergibt sich, dass ein Energieaustausch nicht erforderlich ist. Menschen, die nach der Göthertschen Methode arbeiten, sind als Spezialisten für die Unterstützung der feineren Schichten ausgebildet worden. Die hoch spezialisierten Techniken, die sie erlernt haben, ermöglichen ein sehr effektives Arbeiten an den feineren Schichten und dadurch eine Verbesserung des feinstofflichen Zustands innerhalb weniger Behandlungstermine.

Der Feinstoffpraktiker

Die Feinstoffpraktiker unterstützen in den finewell Vital Anwendungen durch verschiedene Arbeitstechniken das vorhandene Ordnungsprinzip in den feineren Schichten des Menschen, sodass diese wieder freier von Blockaden werden. Ohne direkte Berührung des physischen Körpers werden während der Anwendung die Ordnungsprozesse in verschiedenen Schichten vollzogen. Die Feinstoffpraktiker vermögen Blockaden zu ertasten und eine Unterstützung zu geben, sodass diese Blockaden sich lösen können und die innere Ordnung eintritt. Die ursprünglichen Lebensenergien werden aktiviert und kommen wieder freier zum Ausdruck, die eigenen Kräfte und Ressourcen werden wieder zugänglicher. Finewell Vital Zyklen haben sich u.a. bei Rückenproblemen sowie bei Erschöpfung, innerer Unruhe, Schlafstörungen und nach Krankheit und Operationen bewährt.

Der Feinstoffberater

Die Feinstoffberater haben sich darauf spezialisiert, individuelle Ordnungs- und Entwicklungsprozesse bei persönlichen Anliegen zu unterstützen. Persönliche Anliegen für eine Beratung können z. B. Trennungssituationen (auch Wechsel/Verlust des Arbeitsplatzes), traumatische Ereignisse oder unverarbeitete Lebenssituationen sein. Auch bei wiederkehrenden belastenden Lebenssituationen sowie bei Perspektivlosigkeit oder mangelnder Entscheidungsfähigkeit haben sich die Beratungen nach der Göthertschen Methode bewährt.
In einem Beratungszyklus von fünf aufeinander aufbauenden Terminen wenden die Feinstoffberater verschiedene Arbeitstechniken an. Die Effektivität der Methode ermöglicht eine respektvolle und nachhaltige Unterstützung, ohne dass die belastenden Lebenssituationen nochmals durchlebt werden müssen.

Der Feinstofflehrer

Auf die Frage *Was kann ich selbst tun, damit die innere Ordnung bestehen bleiben kann?* bieten die Seminarreihen nach der Göthertschen Methode „Innere Ordnung für mehr Lebensqualität" vielfältige und konkrete Antworten und Möglichkeiten. Das Konzept der Seminarreihen wurde entwickelt, um interessierten Menschen ein Werkzeug an die Hand zu geben, das ihnen ermöglicht, selbstständiger mit dem Feinstofflichen umzugehen.
Zertifizierte Feinstofflehrer vermitteln nach standardisierten Lehrplänen – auf der Basis eigener Erfahrungen mit dem Feinstofflichen – die methodischen Schritte für das tägliche Leben. Sie lehren, wie Tatkraft

und Entscheidungsfähigkeit als Ausdruck einer inneren Ordnung dauerhaft erlebt werden können. Durch die Übungen in den Seminaren werden die Sinne für das Feinstoffliche geschult. Über das Wissen hinaus entsteht so eine lebendige Erfahrung mit dem Feinstofflichen, die sich vom Basisseminar zu den Aufbauseminaren weiterentwickelt. Dies kann helfen, mit potenziell belastenden Situationen anders umzugehen, was zur Prävention gegen Zustände von Erschöpfung, innerer Unruhe und auch Rückenschmerzen dient. Diese Erfahrungen ermöglichen ein Leben mit mehr Lebensqualität zu führen.

Dank

Mein Dank gilt allen Mitwirkenden, die in ganz unterschiedlicher Form zur Entstehung des Buches beigetragen haben.

Den Menschen, die die Mitschriften in meinen Vorträgen und Seminaren oder in Gesprächen angefertigt haben, die die Erarbeitung einer Grundstruktur unterstützt und sprachliche Anregungen zur Verfeinerung des Textes gegeben haben, die das Manuskript zur Probe gelesen und Anregungen gegeben haben und all den Menschen, die die Rückenstudie in der Praxis durchgeführt haben, und denjenigen, die diese ausgewertet haben, sage ich an dieser Stelle

Vielen herzlichen Dank!

Kontaktdaten im Überblick

Über die Göthertsche Methode® erfahren Sie mehr unter
www.göthertsche-methode.de

Kontaktmöglichkeiten zu Menschen, die nach der Göthertschen
Methode® arbeiten, finden Sie unter *www.feinstoffliches-erleben.de*

Auf der Seite *www.akademie-goeme.de* finden Sie Informationen zu den Feinstoffberufen und zu den Ausbildungen nach der
Göthertschen Methode®.

Rechtlicher Hinweis

Aufgrund der Regelungen des Heilmittelwerbegesetzes (HWG) und dem Gesetz gegen den unlauteren Wettbewerb (UWG) sind wir verpflichtet folgende rechtliche Hinweise zu erteilen und wollen dem auch hiermit nachkommen:

Während die finewell Vital® Anwendungen und Beratungen nach der Göthertschen Methode® nach den in diesem Buch veröffentlichten Ergebnissen der Erfahrungsstudie zu Rückenproblemen zur Linderung dieser Probleme beitragen können, sind sie in ihrer therapeutischen Wirksamkeit nicht durch gesicherte schulmedizinische Erkenntnisse belegt.

Für die Leser in Deutschland:
Die finewell Vital® Anwendungen und Beratungen nach der Göthertschen Methode® werden begleitend eingesetzt und sind kein ausreichender Ersatz für medizinische oder psychotherapeutische Behandlungen, sondern sind als Gesundheits- und Lebensberatung zu verstehen. Bei gesundheitlichen Beschwerden oder Krankheiten sollte daher eine ärztliche, heilpraktische oder psychotherapeutische Behandlung in Anspruch genommen werden.

Für die Leser in Österreich:
Die finewell Vital® Anwendungen und Beratungen nach der Göthertschen Methode® werden begleitend eingesetzt und dienen nicht der Behandlung und Heilung von Krankheiten, sondern sind als Gesundheits- und Lebensberatung zu verstehen, die notwendige ärztliche oder heilpraktische Maßnahmen nicht ersetzen kann. Die Göthertsche Methode® ist naturwissenschaftlich nicht anerkannt, sie ist eine Gesundheits- und Energieberatung im feinstofflichen Bereich.

 GME Verlag

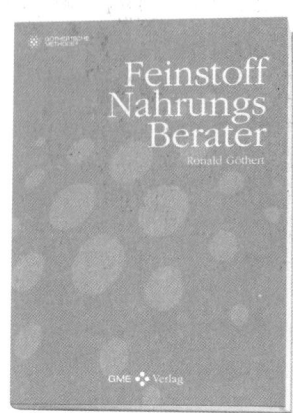

Feinstoff Nahrungs Berater

von Ronald Göthert

Was haben lähmende Müdigkeit, Wut oder Traurigkeit mit unserer Nahrung zu tun? Warum fühlt man sich nach manchen Gesprächen wie ausgelaugt? „Die Ursachen liegen im Feinstofflichen", erklärt Ronald Göthert aus jahrzehntelanger Erfahrungswissenschaft. Das Buch zeigt diese Zusammenhänge und beschreibt, wie der Feinstoffkörper genährt statt belastet wird, sodass wir nicht länger im materiellen Überfluss verhungern müssen.

GME Verlag
2. Auflage 2015
1. Auflage 2010
Gebundene Ausgabe, 120 Seiten, 20 Abbildungen
ISBN 978-3-942479-01-1, 19,80 EUR
Erhältlich im Buchhandel oder unter *www.gme-verlag.de*

Im GME Verlag erscheint auch regelmäßig die Zeitschrift der Göthertschen Methode *feinstoffblick*.
www.feinstoffblick.de

Aktuelle Neuerscheinungen finden Sie auf der Internetseite unter *www.gme-verlag.de*.